张其成国学养生典藏套装

《黄帝内经》

养生大道

张其成◉著

广西科学技术出版社

图书在版编目（CIP）数据

张其成国学养生 / 张其成著. —南宁：广西科学技术出版社，2017.9
ISBN 978-7-5551-0735-4

Ⅰ.①张… Ⅱ.①张… Ⅲ.①养生（中医）—基本知识 Ⅳ.①R212

中国版本图书馆CIP数据核字（2017）第195515号

Zhang Qicheng Guoxue Yangsheng
张其成国学养生
张其成 著

组稿编辑：冯靖城　　封面设计：蒙　晨
责任编辑：黎志海　　助理编辑：李　媛
责任校对：李梁谋　刘红丽　陈叶萍　卢缤祖　夏晓雯　　责任印制：韦文印

出 版 人：卢培钊　　出版发行：广西科学技术出版社
社　　址：广西南宁市东葛路66号　　邮政编码：530022
网　　址：http://www.gxkjs.com

经　　销：全国各地新华书店
印　　刷：广西民族印刷包装集团有限公司
地　　址：南宁市高新区高新三路1号　　邮政编码：530007
开　　本：787mm×1092mm　1/16
字　　数：700 千字　　印　　张：66
版　　次：2017年9月第1版　　印　　次：2017年9月第1次印刷
书　　号：ISBN 978-7-5551-0735-4
定　　价：268.00元（一套5册）

前　言

领悟《黄帝内经》养生大道，人人都能拥有像黄帝一样的完美人生

很多人都知道《黄帝内经》是一本很重要的医书，但是它重要到什么程度，大部分人可能并不知道。

其实，《黄帝内经》是我国中医宝库中现存成书最早的一部医学典籍。它通过黄帝与岐伯对话的形式阐述了一系列的养生理论，这些养生理论对于我们当代人的健康有着极其不同寻常的意义。

在《黄帝内经》的第一篇《上古天真论》中，一开篇，什么大道理都没有讲，便先对黄帝做了一个描述：

昔在黄帝，生而神灵，弱而能言，幼而徇齐，长而敦敏，成而登天。

司马迁的名著《史记·五帝本纪》里面也是这么说的。黄帝一生下来就很聪明，跟一般人不一样。他刚生下来的时候就很善于言谈；在他

幼小的时候领悟事情和做事情就非常迅速、果断；长大之后，身体非常敦实，动作非常敏捷；成人了就登上天子之位。

这样的描述，很多人一看就觉得这是神话、传说。但我觉得，这一段话不仅仅是在说黄帝，同样是描述我们每一个人，它不是什么神话传说，而是人生过程的写照。这里把黄帝的一生分为五个阶段，至少前三个阶段，我们人人如此。

第一个阶段“生而神灵”。小孩刚生下来的时候是怎样的一种状态？他们都是手握着拳头、哭着来到这个世界的。刚出生的小孩握拳有个特点，他把拇指扣在里面，然后握着拳。为什么小孩子都是握着拳而不是撒开手来到世上呢？因为小孩子在胎儿时期就是这么握着，而且拇指扣着的地方刚好是心经的少府穴，心藏神，这个动作就表明了要保持着一个神灵。我们想一想，每一个人生下来的时候是不是最具神灵？所以说，小孩子刚生下来的时候，都是最有灵气的。

第二阶段“弱而能言”。这并不是说每个人都是一生下来就能说话，而是指从小说话就很得体。我们试想一下，小孩子刚开始有一点懂事、会说话的时候，都在说什么？他们总是在问妈妈：“妈妈，我是从哪里来的？”有的孩子还会问：“妈妈，我会不会死啊？死了之后到哪里去？”这是什么问题啊？这就是对生命本质的发问，人从哪里来，人往哪里去。这是终极的、哲学的问题。所以我们每一个人，实际上很小的时候都是关注哲学问题的，而不是我们长大以后问的那些世俗问题。长大之后，我们见面打招呼总是会问：“吃了没有？”好朋友之间经常问：“你在哪儿上班？”“你一年能赚多少钱？”“你住多大的房子？”这些太现实、太世俗的问题。这实际上已经失去了我们幼小时候的童心和超脱，不再对生命本质进行发问了。

第三阶段“幼而徇齐”（“徇齐”就是“迅疾”）。幼小的时候，做事情总是非常快，想要做什么事情就会立即去做，不会瞻前顾后、犹豫不决。每一个人都是这样，小时候要做什么事情都是很专注的，而且一想到马上就会去做。可是长大以后，由于社会的竞争激烈，选择又这么多，于是有了困惑，选择的时候就犹豫不决、左右摇摆。

第四阶段“长而敦敏”。这是人与人之间不同的关键所在。长大了之后，人就有区别了。关键在于是不是“敦敏”。“敦”是敦厚，就是继续保持小时候的纯朴之心。如果还能保持住那一颗纯朴的心，还能保持住刚生下来时的神灵，并且做事敏捷、果断，那么就能进入下一个阶段、下一个境界。

第五阶段“成而登天”。对黄帝来说就是登上天子之位。对众生来说是达到一个最高的境界，登上人生的最美境界。

《黄帝内经》为我们描述了一幅非常美丽的图景，黄帝的一生实际上就是我们每一个人的理想人生。只要照着里面讲述的“养生大道”去做，时刻保持“徇齐、敦敏”，保持一颗童心，那么每个人都能够像黄帝一样，拥有美丽的一生。

目 录

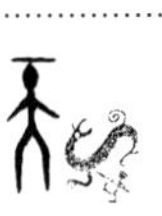

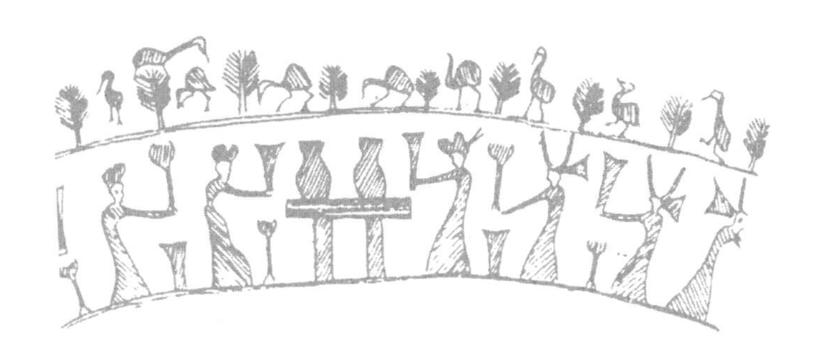

第一章

走进《黄帝内经》的神妙世界

- 《黄帝内经》的核心思想是治未病
- 养生必须遵守的原则——法于阴阳，和于术数
- 中国式养生的奠基者与实践者

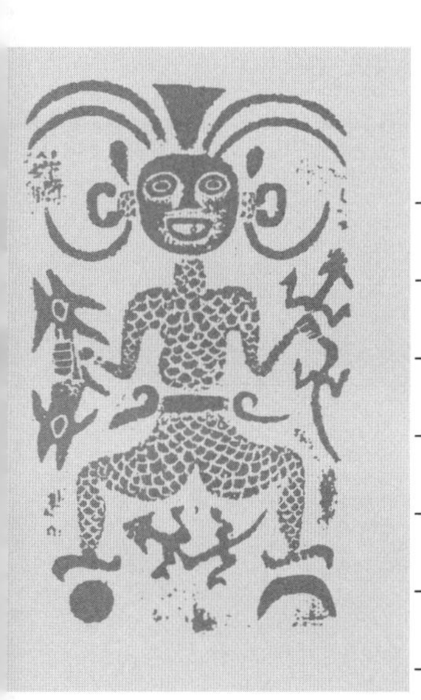

让我们穿越5000年的时光隧道，回到黄帝时代，走进《黄帝内经》的神妙世界。

《黄帝内经》究竟是一本什么样的书？

《黄帝内经》里面隐藏着什么秘密？

利用《黄帝内经》我们能做些什么？

在现实生活中，我们怎样才能利用好《黄帝内经》？

……

《黄帝内经》给我们留下了无数的谜团。今天，我们将一层一层地揭开它神秘的面纱，来看一看《黄帝内经》在现代生活中的价值，来看一看《黄帝内经》对人类健康长寿有什么样的指导意义。

一、《黄帝内经》是中国古代“三大奇书”之首

中国古代有三部以“经”命名的奇书，第一部是《易经》，第二部是《道德经》，第三部就是《黄帝内经》。这三部经典奇书是我们每一个中国人都必须读的。作为一个大学图书馆馆长，我可以负责任地说，现代很多书没有必要多读，但古代的经典一定要读。这三部经典奇书，再加上《论语》和《六祖坛经》，并称“国学五经”，分别代表了易、道、医、儒、佛。只要读透这五部经典，就可以掌握博大精深的国学精髓。

这五部经典要怎么读？我觉得可以从《黄帝内经》读起。为什么这么说？因为它有太多的“第一”。简单来说，它可以用三个“第一”来概括。

◎《黄帝内经》是第一部中医理论经典

人类出现以后就有了疾病，有了疾病必然要寻求各种医治方法，所以医疗技术的形成远远早于《黄帝内经》。但中医学作为一个学术体系的形成，却是从《黄帝内经》开始的，所以《黄帝内经》被公认为中医学的奠基之作。

这部著作第一次系统地讲述了人的生理、病理、疾病、治疗的原则和方法，为人类健康做出了巨大的贡献。中医学形成以后，就庇护着我们中华民族，使我们中华民族生生不息，使我们中华儿女能够战胜疾患、灾难，绵延至今。所以，没有中医、没有《黄帝内

经》的中华民族，是难以想象的。

◎《黄帝内经》是第一部养生宝典

虽然《黄帝内经》中讲到了怎样治病，但它更想说的其实是怎样不得病，怎样使我们在不吃药的情况下就能够健康、能够长寿、能够活到100岁。这也是《黄帝内经》中非常重要的一个思想——治未病。

《黄帝内经》说："不治已病治未病，不治已乱治未乱。"意思是上等的医生不是去治疗已经暴发的病，而是在其还处于潜伏期的时候就扼杀掉，使其没有暴发的可能。你想，干脆就不得病了，这来得多么彻底！

◎《黄帝内经》是第一部生命百科全书

《黄帝内经》以生命为中心，阐述了医学、天文学、地理学、心理学、社会学，还有哲学、历史等，是一部围绕生命问题展开的百科全书。我们国学的核心实际上就是生命哲学，《黄帝内经》就是以黄帝的名字命名的、影响最大的国学经典。

《黄帝内经》的三个"第一"

第一部中医理论经典，
第一部养生宝典，
第一部生命百科全书。

二、追问生命的经典

现在您已经了解了鼎鼎大名的《黄帝内经》在日常生活保健中

的重要意义，但对于里面的内容可能还不是很清楚。别急，听我来简单介绍一下。《黄帝内经》分为两个部分，一部分叫《素问》，另一部分叫《灵枢》。

《素问》的“素”字是什么意思？现代有一个词大家都知道，叫“素质”，这个人素质高，那个人素质低。“素”就是指素质，也就是一个人的本质，这里指生命的体质、本质。《素问》就是指对生命的体质、本质、本原进行发问，是黄帝与岐伯等医臣之间进行的探讨。

《灵枢》又是什么意思？“灵”是神灵，“枢”是枢纽，枢纽用今天的话说就是关键。灵枢，意思就是神灵的关键、生命的枢纽。《灵枢》原来称为《针经》，主要是讲经络、针灸的，这说明经络是生命的枢纽、神气的关键。

《黄帝内经》一共有162篇，其中《素问》81篇，《灵枢》也是81篇。这个数字也是大有学问的，“九”为阳数之最，“九九八十一”，81是最大的阳数。

◎原来《黄帝内经》不是黄帝写的

《黄帝内经》虽然托名于黄帝，但它并非黄帝亲笔所作，它是后人把从黄帝开始，一代一代流传下来的有关生命的思想汇集起来的经典，跟黄帝有着密切关系。

黄帝在一生当中，打败了蚩尤，战胜了炎帝，最后统一了天下。黄帝统一天下以后，想的是什么？想的就是民生问题，最关注的就是人民的健康和长寿问题。社会统一了，人民安宁了，才能巩固统治。如果人民不健康，体弱多病，那怎么能一代一代繁衍下去？国家又怎么能安稳？在《黄帝内经》里面，黄帝所提出的所有问题都是关乎生命的大问题，表现了黄帝仁爱、宽厚的心怀，对民生的关注，对生命的尊重。黄帝那时候向谁问这些问题呢？黄帝是九五至尊，是居最高位也是最圣明的君主，还有谁堪此一问呢？还有谁能够回答呢？

黄帝不是向天神发问，而是向他的大臣们发问！他有六个医臣，就是掌管医学的大臣，其中有一位叫岐伯。据说，岐伯小的时候就十分关注天文地理，考察山川水土，尝遍百草，体会它们有什么功效，能治什么病，可见他是一个非常了不起的人。因此，黄帝在统一天下之后，就“问道于岐伯”。他把岐伯称为天师。黄帝是古代的帝王，但是他仍然很谦虚地询问比他地位低的人，还尊其为天师。这不仅说明黄帝胸怀博大，还说明生命问题的重要。为了搞清楚生命的秘密，黄帝甘愿屈尊，不耻下问。

《黄帝内经》与中华文化的始祖黄帝有密切的关系。后人将从黄帝开始一代一代流传下来的有关生命的思想汇集起来，就成了我们今天看到的《黄帝内经》。

和古代许多经典一样，《黄帝内经》基本上就是采用对话的形式，记录黄帝与岐伯、伯高、雷公等大臣的对话，以与岐伯的对话为主，基本上采取黄帝问、岐伯答的形式。

黄帝给我们留下了这样一本对话体的经典。人们后来就用岐伯和黄帝这两个名字的开头“岐黄”表示《黄帝内经》，所以《黄帝内经》又叫“岐黄之书”。因为它是中医的开创性著作，所以又把中医称为“岐黄之术”，把我们的医道称为“岐黄之道”，把中医事业称为“岐黄之业”。可见岐伯和黄帝这两个人是中医药学的开创者和奠基者。

很有意思的是，人类历史上那些最伟大的原创著作，很多都是采用对话体的。比如说古希腊苏格拉底与柏拉图对话集，还有中国孔夫子和弟子们的对话集《论语》。《黄帝内经》也是黄帝和大臣的对话集——通过对话来了解生命的秘密，了解健康长寿的秘密。

◎《黄帝内经》的一句话总结——“生命在于内求”

《黄帝内经》的“内”是什么意思呢？有人认为是讲人体内在规律的，有人认为是讲内科的，但我认为《黄帝内经》是一部讲“内求”的书。要想获得健康长寿，不能外求，要往里求、往内求，所以叫“内经”。

也就是说，要想获得健康，不应外求。比如患病了怎么治病，不一定非要去考虑吃什么药，实际上《黄帝内经》整本书里面药方很少，只有13个。它的关键是要往里求、往内求。首先是内观、内视，就是往内部去观看五脏六腑，观看气血怎么流动；然后内炼，通过调整气血、经络、脏腑来达到健康长寿的目的。内求实际上是给我们指出了正确认识生命的一种方法、一条道路。这种方法跟现代医学的方法是不同的，现代医学是靠仪器、靠化验、靠解剖来内求；中医则是靠内观、靠体悟、靠直觉来内求。

《黄帝内经》的内求还用于养生，换句话说，养生要靠内求。

可是非常遗憾，纵观中国历史，很多人都走偏了，他们走的是外求的路子。在历代皇帝当中，很多人都是去找灵丹仙药以求得长生。秦始皇派徐福去海外找仙药，结果仙药没有找到，连徐福也一去不复返了。后来历朝历代不断地有皇帝派人去找灵丹妙药、炼外丹、吃外丹。结果呢？据统计，中国历史上有20多位皇帝吃了外丹仙药而死。他们都忘了内求，忘了真正的上等药物正是体内的精气神——“上药三品，精与气神”。

三、《黄帝内经》的养生总原则——法于阴阳，和于术数

《黄帝内经》第一篇《上古天真论》记载了黄帝对于生命的第一个问题——古今健康长寿的重大差异究竟是什么原因？是时代不同了，还是养生之道失传了？是天道的原因，还是人为的原因？

对于这个问题一般的人都会归咎于外在的条件，认为肯定是现代社会已经与过去大不相同了。实际上世道有没有变化呢？岐伯的回答是世道并没有变，天道也没有变，而是我们每一个人的日常生活变了，生活习惯变了，生活方式变了。

有一句话说：“生命就掌握在自己手中。”人是“握拳而来，撒手而去”的，婴儿握拳是握着精气神，不让它外泄，可是成年以后却是千方百计在握钱、握权，握那些有形的东西，丝毫不放松。等到撒手的时候，才意识到手里实际上什么都握不住。这违背了生命之道，违背了养生之道。所以说生命掌握在自己手中，就是看你手中掌握的是什么。

对于生命的这个问题，岐伯回答了八个字："法于阴阳，和于术数。"这八个字是养生总原则。上古的人都知道，即了解并掌握天道、地道、人道，人道包括人的长寿之道、养生之道。《黄帝内经》的养生之道是什么？其实就是这八个字，实际上整部《黄帝内经》都在诠释这八个字——"法于阴阳，和于术数"。

"法于阴阳，和于术数"，这个"道"，这个总原则，不是抽象的、虚空的，它实实在在地表现在我们每一个人普普通通的日常生活当中。

黄帝第一问

余闻上古之人，春秋皆度百岁，而动作不衰；今时之人，年半百而动作皆衰者，时世异耶？人将失之耶？

岐伯回答黄帝第一问

上古之人，其知道者，法于阴阳，和于术数。食饮有节，起居有常，不妄作劳，故能形与神俱，而尽终其天年，度百岁乃去。今时之人不然也，以酒为浆，以妄为常，醉以入房，以欲竭其精，以耗散其真，不知持满，不时御神，务快其心，逆于生乐，起居无节，故半百而衰也。

——《素问·上古天真论》

◎天人合一的养生思想：法于阴阳

岐伯告诉我们，只要按照"法于阴阳，和于术数"的总原则去做，就能够健康长寿，活到100岁。那么这八个字究竟是什么意思？

"法于阴阳"，就是效法阴阳。什么叫阴阳？这是古圣先贤给我们留下的非常重要的思想。

阴阳有外在的阴阳和内在的阴阳，外在的阴阳就是宇宙自然的阴阳，内在的阴阳就是人体内的阴阳。两者是相互感应、相互影响的。就养生来说，是指内在的阴阳要效法外在的阴阳，也就是我们的日常生活要遵循宇宙自然的阴阳规律。

中医养生很简单，看病实际上也很简单。什么叫有病？有病就是阴阳不和；怎么治病？治病就是要调和阴阳；病治好了，就叫阴阳调和。好多人以此来取笑中医，说中医怎么只知道阴阳，就不知道别的东西啊？这种看法是十分浅薄的。阴阳里面有非常深刻的含义，这反映了宇宙万物的本质规律，当然也反映了人体生命的本质规律。这是一种天人合一的思想。法于阴阳，实际上就是要顺应自然规律，把握生命本质。

在《黄帝内经》理论体系中，处处体现着阴阳和谐、可变、相容的思想。无论是人体的组织结构、生理功能，还是病理变化、疾病诊断和治疗，都体现了阴阳思想。养生更是阴阳思想的最佳应用。

养生首先要效法外在的阴阳，也就是天地的阴阳。要按照一年中太阳的运行变化、一个月中月亮的变化、一天中白天和黑夜的变化，来养护我们的生命。地球绕太阳公转一周就有一年的变化，出现了春、夏、秋、冬四季，春夏为阳，秋冬为阴。地球自转一周就有了一天的变化，即白天和黑夜，白天为阳，黑夜为阴。月亮绕地球一周就有了一个月中月亮阴晴圆缺的变化，晦、朔、弦、望四种月相。四种月相就是两对阴阳。月亮正圆的时候为阳，月亮没有的时候叫阴。还有上弦月、下弦月，也分阴阳。养生要效法天的变化、太阳和月亮的变化，比如春夏要养阳，秋冬要养阴，这就叫效法阴阳。这都是《黄帝内经》提出来的。

养生还要效法内在的阴阳。养生要内求，要往里看，在体内修炼。每一个人身上都有阴阳，这个阴阳是与外在阴阳一一感应的，只要符合阴阳了，就能健康，就能长寿。

◎符合天道的养生方法：和于术数

“和于术数”，这里提出一个“和”字，这句话字面的意思是说要符合术数。术数就是方法、技术，方法和技术都可以用数字来表示。在中医养生方面，《黄帝内经》养生是有很多数字的，它告诉我们一些方法，符合这些方法就行了，这是总的原则。后面的章节中会具体讲这些方法。

这里最重要的一个字就是“和”字。实际上，“法于阴阳，和于术数”可以归结为一个“和”字。人只要“和”了就能健康，就能长寿。《黄帝内经》告诉我们一个最重要的思想就是“和”的思想。“和”字在《黄帝内经》里有大量的描述。“和于术数”这四个字表面上看是要跟术数相“和”，但其实术数只是天地阴阳的具体体现，真正的“和”是阴阳的“和”。“阴阳和”是总原则，包含了精和神要和、身和灵要和、人与天要和。我将这个“和”字分成四个层面。

第一，人与自然要“和”。也许我们会说：“这一点很容易，我怎么会与自然作对？”可是仔细想一想我们现在的所作所为，是不是在破坏大自然、破坏生态平衡？这样的事我们还做得少吗？

第二，人与社会要“和”。生活在这个社会，不要什么事都看不惯，总觉得这也不好、那也不好。这样的人怎么能快乐起来，不快乐的人又怎么能健康长寿？

第三，人与人要“和”。我们总是要与具体的人打交道的，每个人的性格、个性都是不同的，加上每天遇到不同的事，可能经常会不顺心，心情烦躁，那你和他人打交道时，就可能会不顺利、不顺心。这时如果你心平气和，能为他人想一下，你就不会生气。至少你要想一下：我不能以别人的错误来惩罚自己。这样久而久之，你就做到了人与人的“和”。

第四，人的心与身、形与神要“和”。心与身、形与神是不可分的，是互相影响的，这一点不仅《黄帝内经》，中国其他经典里几乎都是反复强调的。

这四个层面就是“法于阴阳，和于术数”的具体表现。“和”了就能健康，“和”了就能长寿。如果不“和”，就不会健康快乐，也不会延年益寿。

为了加深大家对“和”的理解，我们再来简单地看一看一个充分体现“和”文化的建筑——故宫。很多人都去过故宫，在故宫的中轴线上，可以看到前三殿后三宫。前三殿——太和殿、中和殿、保和殿，都有一个“和”字。太和、中和、保和，实际上就是我们中国文化的精髓，也是我们养生文化的精髓，养生说到底就是要达到这三个“和”。

所谓太和就是大和，就是要最大限度地“和”，最大限度地“和”就是达到上面所说的四个层面的“和”，这样才能叫太和。太和是目标，是最高境界，中和、保和是实现这一目标的方法和途径。要做到太和，就必须按照两个方面来做：第一要中和，第二要保和。

所谓中和，就是要守中道。中医为什么要叫中医？很多人认为中医就是中国的医学，实际上不对。中医是什么意思？它是中和的医学，要把阴阳调成平衡、中和的状态。“中”是与邪相对的，一个人感受了邪气，就患病了。调到平衡、中和状态了，就没病了。

人都有喜怒哀乐、七情六欲，我们应该怎样处理它们的关系呢？也要中和。《中庸》说：“喜怒哀乐之未发，谓之中；发而皆中节，谓之和。”我们要把喜怒哀乐、七情六欲放在一个中庸的状态下，不要过激也不要不及，那就达到了中和。

还有更重要的是要保和，要保持住这个“和”。一个人一天、两天做到中和并不困难，难的是始终保持中和。如果说今天按照“中和”去做了，而明天没有这么做，或者三天打鱼，两天晒网，那同样达不到太和的境界，达不到养生的效果。我们要把“中和”变成一种习惯，养生实际上就是一种生活的习惯，按照这个“和”来做，我们都可以达到“顺应自然，调和阴阳”的目的。

四、跟着《黄帝内经》学，养生真的很简单

◎养生就是一种健康的生活习惯

养生就是一种生活习惯，一种健康的生活习惯。什么是健康的生活习惯？就是在普普通通的日常生活中处处按照“法于阴阳，和于术数”的要求来做，这是《黄帝内经》里面说的，也是我们每一个人天天都在经历的，具体表现在以下四个方面。

第一，食饮有节。上古的人懂得养生之道，饮食是有规律、有节制的。

第二，起居有常。起居不仅是起床、睡觉，还包括日常的活

动。起居要有规律，不能乱了。用现代人的话说，叫生物钟不能乱。

第三，不妄作劳。就是说劳动、运动要适度，不要太过，也不要不及。不要好几天不运动，突然运动一次就搞得自己肌肉酸痛，又得好几天才能缓过来；工作也是一样，尽量把手头的事情安排好，突击加夜班的后果不只是多两个黑眼圈，对身体的伤害也是相当大的。

第四，形与神俱。形体和精神是合在一起的。前面三个方面主要讲的是形，这里主要讲的是神，形神合一，神离不开形，形也离不开神。形是神的依托，神是形的主导。

饮食、起居、工作和精神这四个方面是每一个人在日常生活中都会涉及的。所以养生就是在说这四个方面的问题。只要这四个方面都能做到，就能像岐伯和黄帝对话当中所说的那样，人人都能活到100岁。

这四个方面贯穿了我们的日常生活，你可能会说，这不容易吗？这不是谁都能做到的吗？请注意，做到这四个方面，不是一天两天就行了，而是一辈子，每时每刻都这么做，把它变成一种生活方式，变成一种生活习惯。养生其实没有什么高深的难度，它就是一种健康的生活习惯！

我们每一个人都想一想，自己是这样做的吗，我们是不是已经养成了健康的生活习惯。

再看一看黄帝和岐伯所处的那个时代的人是不是这样。《黄帝内经》里是这样描述的，当时的人根本没有养成一种良好的生活习惯，具体表现在以下几个方面。

“以酒为浆”，喝酒像喝米浆、喝汤一样。

“以妄为常”，“妄”就是不正常，也就是说把不正常的生活方式当成了生活习惯，这是最可怕的、最不利于身体健康的。比如说有的人把吃得很饱、喝得很多当作一种习惯，每吃必撑，每喝必醉，这就必然会出问题了。

“醉以入房”，入房表面上指入房休息、睡觉，实际上是指行房事。不少人喜欢在喝醉了之后进行房事。这不但不利于夫妻的健康，而且对由此怀孕而来的孩子也是有害的。

“以欲竭其精，以耗散其真”，人有了各种各样的贪欲之后，其“精气”“真气”就会慢慢地耗散。看一看我们现代的人，有各种各样的欲望，当然这与我们现实生活的节奏加快和社会竞争加剧有关，但最关键的还是欲望。欲望是耗散真气的罪魁祸首。“真”这个字特别重要，《黄帝内经》第一篇就叫《上古天真论》。大家都听说过一个词——“天真”。天真烂漫，也是称赞小孩子的常用词语，小孩子保持的“真”实际上是真气，真气就是从父母那里遗传下来的先天元气。保持元气是养生的关键。可是现代的人却不是这样，都在耗散人本来的那种真气，都不再“天真”了。

“不知持满”，不知道保养精气，不知道使精气充满，一味地按照自己的喜好，纵欲泄精。这也是很危险的。进一步就是不知满足，总是贪心，欲望越来越膨胀。

“不时御神”，不按时驾驭自己的精神，有悖于生活的节度。按时御神，就是要顺应季节、月相、时辰来调节心神、神气。在后面“顺时养生”一章中会具体解释。

“务快其心”，只是追求自己心里一时的痛快，只要心里痛快，什么事都可以去做。

“逆于生乐”，把自己生命的乐趣颠倒了，跟黄帝所说的古代人的生活习惯根本不一样，违背了养生之道。

“起居无节”，什么时候起床，什么时候睡觉，平常的作息、劳逸等日常生活都没有节度、没有规律。

以上是说古代不懂养生者的具体表现，正是因为他们错误的生活方式，才导致自己身体不健康，所以不到半百就衰老了。

再来看一看21世纪的人，跟《黄帝内经》中所描述的当时那些不会养生的人的做法是不是一样。我常常诧异，怎么黄帝和岐伯把我们现代人的生活习惯说得这么准确，就像亲眼看到的一样。看来在对待生命的问题上，是不存在时间差异的。

这么说来，我们今天学习、感悟《黄帝内经》，就不仅仅是读一本古书。虽然相差了几千年，但人们不良的生活方式照样存在，而且有过之而无不及。所以，《黄帝内经》提出的养生原则和养生方法绝不是过时的。

◎中国式养生的“四个结合”

人们总是说，《黄帝内经》是中国式养生的代表作。到底哪里能体现出这个“中国式养生”，我认为下面的“四个结合”最有说服力。

第一个结合是形神的结合。外形与精神要结合起来，但更加注重精神。这一点跟西方的健身可能有一点区别。西方的健身更注重的是形体，中国人更注重的是精神。我曾经与美国芝加哥大学的一位人类学教授一起做过研究，研究在北京西城区什刹海一带的老百姓是怎么养生的。我们一共发放了200份调查问卷，后期追踪、深度访谈50人，结果发现他们基本上都是这么回答的："养生就是要精神好，心情愉快。"绝大多数的人将心情愉快作为最重要的养生方法，特别注重精神上的调养。后来我们在美国的爱荷华州做了一个对比性研究，发现美国人对养生的理解和我们有很大的区别。90%的人回答是"physical exercises/health food"（锻炼身体/健康食品）。锻炼身体就是要健身，要去跑步，或者用器械来健身。他们练的是肌肉，是体格。所以我们养生的第一个特点是形与神结合，有形的形体运动和无形的精神保养结合。

第二个结合是动静的结合。动是形体运动，但是不能光靠动，还要有静，静主要是指精神的静、心态的静和心灵的静。大家来看个例子，中国人打太极拳就是外动内静。西方人做运动，可以随便与人聊天。可是打太极拳的时候，你不能一边打，一边与别人聊天。太极拳是动与静的结合，形与神的结合，反映了中国式的养生特点。

第三个结合是时间空间的结合。我们要注意，这个时间既是指一天当中十二个时辰或者说是24小时；还指一个月当中，月亮的阴晴圆缺的变化；还有一年当中，春、夏、秋、冬季节的变化。除了时间之外，还需要注意空间。选择什么样的位置，在什么样的场合之下，选择什么方位，怎么布局。这些对人的健康都是有影响的。

时间和空间要结合起来，不同的时间要选择不同的方位，或者不同方位里面要体现不同的时间等。

第四个结合是药食的结合。对养生来说更重要的是食物，日常生活吃的食品。不过如果身体的某些部位不太舒服了，患病了，当然还是要用药。

《黄帝内经》的养生具体体现出以上四个特点。这四个特点其实就是“法于阴阳，和于术数”这个总原则的具体体现。这四个特点做到了，达到和的状态了，我们就都能健康长寿了。

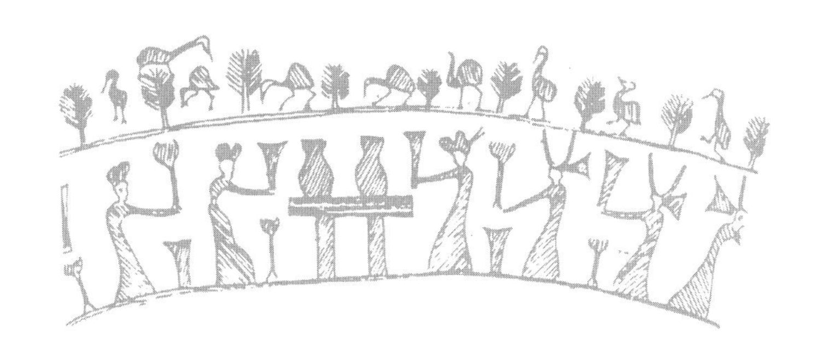

第二章

人体自有三宝

——《黄帝内经》中的精气神养生

●上药三品，精与气神

●精气神是相互融合、相互滋生、相互渗透的

●养生的目的就是“精满气足神旺”

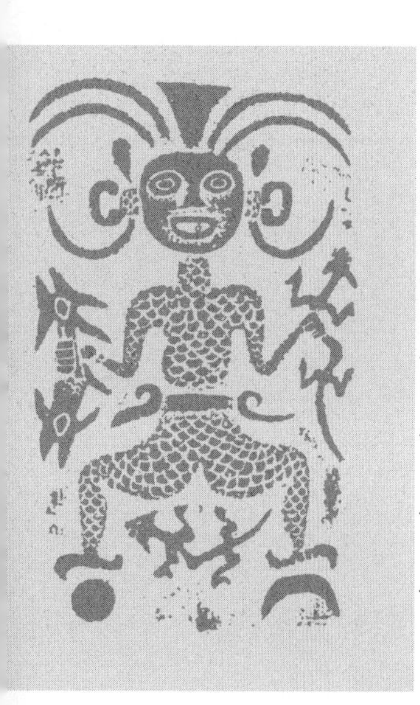

大家有没有发现一件很有意思的事情，在我们中国人的双音节语言习惯中，“精气神”这个三音节词使用的频率很高，几乎每一个中国人都知道“精气神”。我们在称赞一个人的时候也经常说：“这个人精气神真足！”

精气神究竟是什么？我们应该怎样炼养精气神，让它达到十足的状态？《黄帝内经》对此有非常精彩的论述。

一、中国人的养生就是养精、养气、养神

◎生命三要素——精气神

精气神是中国传统养生中非常根本的一个问题。在春秋战国甚至更早的时候，我们的古圣先贤就十分重视精气神。《周易·系辞传》说：“精气为物，游魂为变，是故知鬼神之情状。”这说明万物都是精气凝聚而成的，事物的变化是由神（魂）的游散造成的。在《管子》《庄子》等经典中也纷纷使用了“精神”“精气”这样的术语。

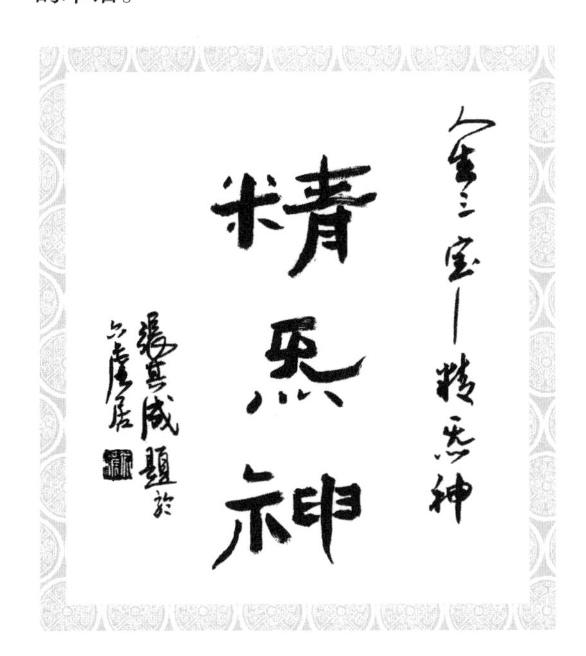

《黄帝内经》虽然没有把精气神三个字连在一起说，但“精气”和“精神”的概念随处可见，说明三者也有密切关系，养生要重视精气神，比如说：“阴平阳秘，精神乃至；阴阳离决，精气乃绝。”又说：“呼吸精气，独立守神。”

后世道家直接把它们归纳为精气神，如此便有“天有三宝日月星，地有三宝水火风，人有三宝精气神”，以及“上药三品，精与

气神”的说法。

◎从太极图看精气神三者的关系

精气神三者构成了我们生命的三大要素，它们密切联系，互相渗透。对于这三者的关系，可以用一张图来表示，这张图便是我称为“中华文化第一图”的太极图。

大家请看这张太极图，它由黑白两色构成，分别代表阴阳。形象地看，就像一条白鱼和一条黑鱼互相纠缠在一起。

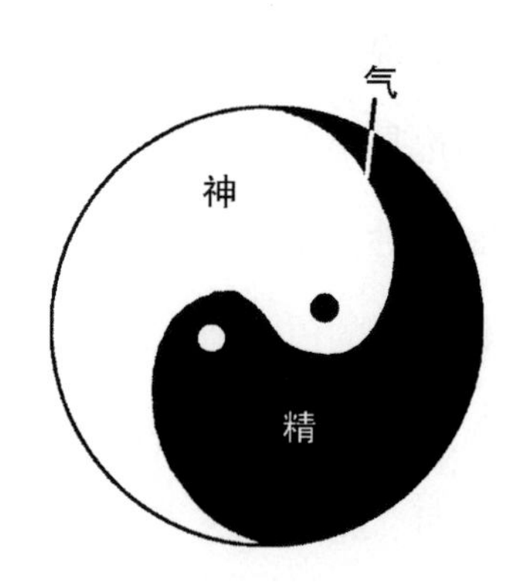

白鱼为神，黑鱼为精，
介于黑、白鱼中间为气。

在太极图中，白色的部分为阳，黑色的部分为阴。对应于精气神，白的部分就是神，因为神属阳，叫阳神；黑的部分就是精，精属阴，叫阴精。太极图黑白中间“S”形的曲线就是气，气在阴阳中间，既可以转化为精，又可以转化为神，是连接精和神的一座桥梁，也是阴和阳的中介。所以这张太极图，不仅是宇宙自然规律的图式，而且是人体生命规律的图式。

太极图非常形象地把精气神三者的特征以及交合、消长、变化的规律描绘出来。太极图中白的部分最多的时候，黑的部分就开始逐渐增长了；当黑的部分最多的时候，白的部分又开始逐渐增长了。这说明精和神的变化，精最充足的时候，神就开始旺盛了；当神最旺盛的时候，精又开始充盈了。这个阴阳变化的过程正是内丹学炼精化气、炼气化神、炼神还精的过程。

这张图里面有两只眼睛，一只白眼睛、一只黑眼睛。这眼睛表示什么？表示阴中有阳，阳中有阴。实际上就代表了心神和肾精。心神就是黑眼睛，肾精就是白眼睛。

心神和肾精从八卦角度来说，一个是离卦，离卦代表心，两边是阳，中间是阴。大家都知道有一个词叫虚心。虚心就是中间是虚的，说明外阳内阴，就像白鱼的黑眼睛。而肾精，它中间是实的，两边是虚的，所以大家看肾精，看上去好像是液体，是水，实际上是一种生命的能量，是生命之真火，所以中间是实的，是阳的，就像黑鱼的白眼睛。

这张太极图还告诉我们，黑鱼、白鱼和中间的连线这三者缺一不可，精气神三者是人生死存亡的根本，同样缺一不可，古人早就有“精脱者死，气脱者死，神失者死”的说法。从这张图当中，我们可以看出精气神三者是互相融合在一起的，是相互滋生、相互助长的，它们之间的关系很密切。人的生命起源是精，维持生命的动力是气，而生命活力的体现就是神。所以说精满气就足，气足神就旺；精亏气就虚，气虚神就衰。反过来说，神旺说明气足，气足说明精满。我们养生就必须把这三件珍宝结合起来修炼，千万不能分离开来。

◎唯有向婴儿学习，才能养好精气神

一个人精气神三者都旺盛的时候，是什么时候？大家可能很难想象，一个人精气神最旺的时候是婴儿时期。

老子在2500年以前的著作《道德经》里面就曾提到，一个人精气神最旺盛的阶段是婴儿时期。对此，他有一段非常有名的话：

含德之厚，比于赤子。毒虫不螫（shì），猛兽不据，攫（jué）鸟不抟。骨弱筋柔而握固。未知牝（pìn）牡（mǔ）之合而朘（zuī）作，精之至也。终日号而不嗄（shà），和之至也。

这里的“赤子”就是婴儿，婴儿能做到毒虫猛兽都不伤害他。我们大家都听说过狼孩的故事，凶狠的狼看到婴儿的时候，也不会去伤害他，而是把他养起来。人在婴儿阶段是最纯真、最天真的时候，他面对再怎么凶狠的猛兽、毒蛇都不会去反抗，照样是善意的微笑，所以毒虫、猛兽、攫鸟都不会来攻击他。为什么呢？就是因为婴儿的天真，天真就是“精满气足神旺”的最好时期。《黄帝内经》第一篇名为《上古天真论》，所谓天真就是天然的真气，最主要即是指婴儿的元精、元气、元神。

老子又分析了，他说婴儿是“骨弱筋柔而握固”，他的筋骨是最柔弱的，但是为什么他握起拳头却非常坚固？婴儿攥出一个拳头来，你用手扳它，是很难扳开的，非常有劲。为什么呢？按照《黄帝内经》的说法，就是婴儿的肝气很旺，肾精很足。因为肝是主筋的，肾是主骨的，所以虽然看上去柔弱，但是因为婴儿没有损耗精气，精气非常足，所以握起拳头来非常有劲。

> 黄帝曰：余闻上古有真人者，提挈天地，把握阴阳，呼吸精气，独立守神，肌肉若一，故能寿敝天地，无有终时，此其道生。
>
> ——《素问·上古天真论》

婴儿握拳还有一个特点，拇指被攥在四指之中，而我们大人攥拳时，拇指是在四指之外的。这意味着什么？在中医看来，婴儿攥拳时，拇指正好点在手掌的少府穴上，这个穴位是属于心经的，而心藏神，心主神明，说明婴儿是内含神灵的，神气不外泄。我们再想一想，当一个人年老的时候，神涣散了，拳头握不紧，也就“撒手而归”了。

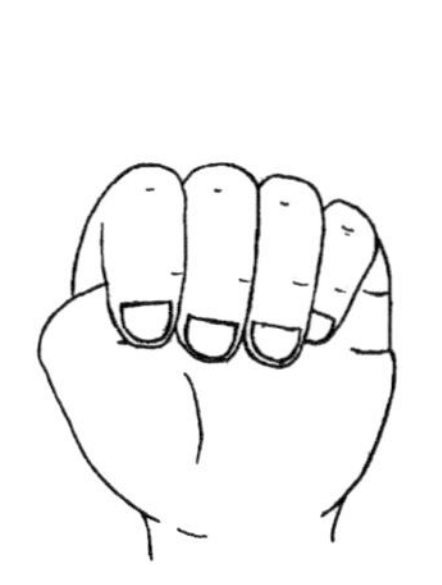

婴儿攥拳示意图

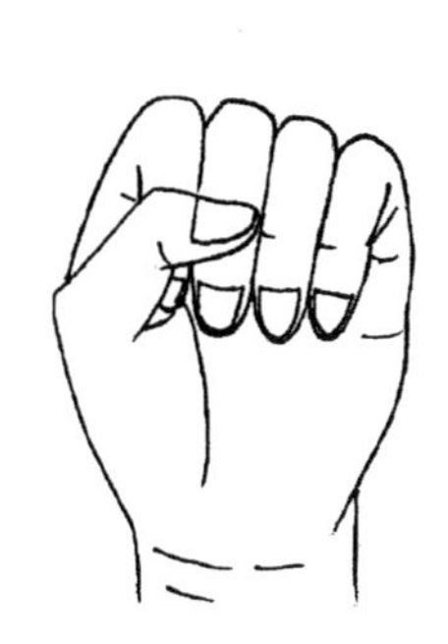

成人攥拳示意图

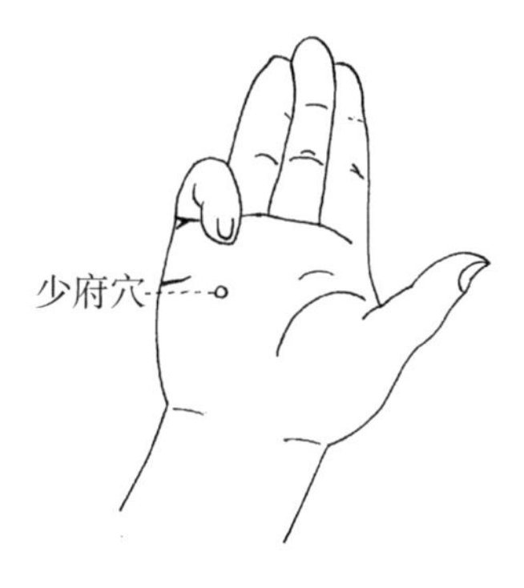

少府穴示意图

老子还说了一个很有意思的情况，婴儿“未知牝牡之合”，“牝牡”就是男女。婴儿不知道男女的交合，可是他的“朘”却经常勃起，“朘”就是指男婴的生殖器，他那个生殖器经常勃起，这肯定不是性的冲动，那是什么原因呢？老子观察得非常细微，他的回答是“精之至也”，这是肾精充足到极致的反应。因为肾是藏精、主生殖的，肾精最足的时候，生殖器就会无意地勃起。

同时老子还发现了一个现象，那就是“终日号而不嗄”，我们看婴儿整天地哭号，但是嗓子不哑。为什么？

这里先说一个真实的故事，大家都知道世界著名男高音帕瓦罗蒂。有一段时间帕瓦罗蒂非常担忧，怕自己嗓子哑，因为他的音调太高了。有一天他在一个饭店里面睡觉的时候，突然听到隔壁有婴儿在哭号，声音特别嘹亮，哭了好几个小时，但嗓子一直没哑。他当时就在想，我的声音怎样才能够达到像婴儿那样高亢却始终不哑呢？通过认真观察，他终于发现，婴儿发声时是胸腹一起用力的，由此他悟出了一种发声的方法，到老嗓子都没有哑。

而老子早就发现了这个秘密，他说这是“和之至也”，即婴儿的“和”与《黄帝内经》“法于阴阳，和于术数”的“和”是一致的。它既是发声时身体上、中、下三个丹田的和谐、全身的和谐，又是精气神三者的和谐。

发声表面上用的是嗓子，其实涉及的部位很多。首先是肚脐下三寸的关元穴，也叫下丹田；然后是胸部正中、两乳房连线正中间的膻中穴，也叫中丹田；最后是两个眉毛中间的印堂穴，也叫上丹田。发声的时候，这三个丹田需要和谐用力，肚脐以下的部位始终鼓动，然后带动胸腔、头颅，最后声音才能通过嗓子发出来。

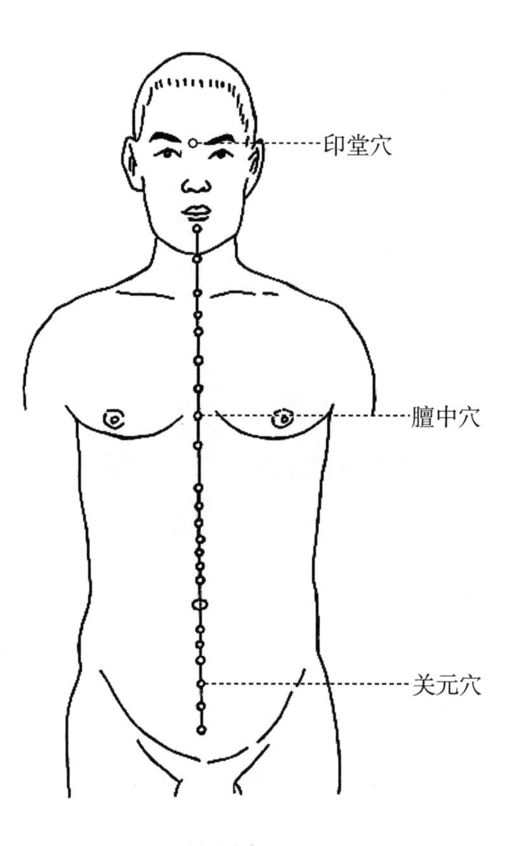

三个丹田对应穴位

因为下丹田藏精，中丹田藏气，上丹田藏神，婴儿的精气神非常足，这几个部位用劲非常均匀、非常和谐，所以声音特别嘹亮。

老子看出一个人的精气

神三者最旺盛、最和谐的时候就是婴儿，所以养生实际上就是要向婴儿学习，“复归于婴儿”，就是要恢复到婴儿那样精气神充足的状态。人衰老的原因，不外乎随着年龄的增大，外在的、内在的多方面因素的作用，导致婴儿时期的精气神逐渐耗散了。

说了许久的精气神，但到底什么是精、什么是气、什么是神，以及我们该如何调养精气神，下面请听我细细道来。

二、旋摩保精法，激活生命的原动力

◎精，构成生命的最基本物质

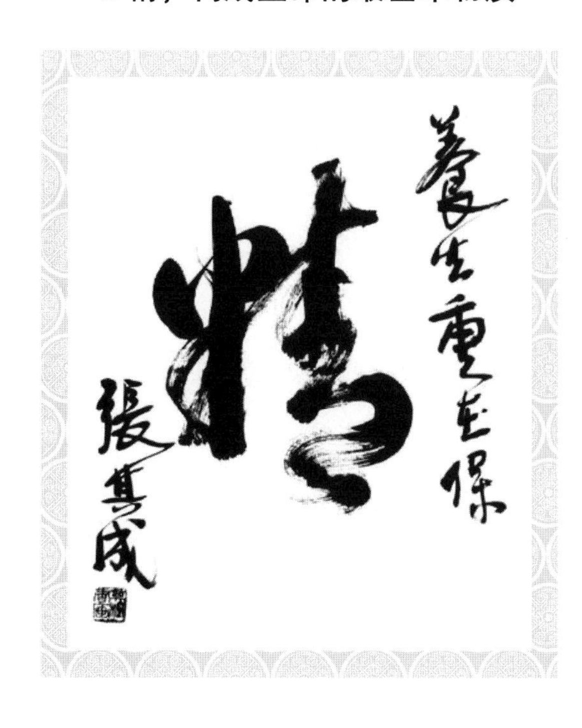

精这个字，大家都会写，米字旁加一个青。米字就是粮食，稻谷；青代表声音，所以念精。这里的精实际上指的是精微的物质。也就是说，人体有一种非常细微的物质，这种物质就叫作精。它是构成人体生命的精华，也是构成人体形态、维持人体生命活动的物质基础。

《素问·金匮真言论》说，精是身体的根本。没有这种最基本的精微物质，就不可能有人的身体。

> 夫精者，身之本也。
> ——《素问·金匮真言论》
> 两神相搏，合而成形，常先身生，是谓精。
> ——《灵枢·决气》

《黄帝内经》将精分为两类。一类是广义的，只要是维持人体生命健康、生命活力的最基本物质都叫作精，包括人体自有的血液、津液，吃进去的各种谷物粮食等。另一类是狭义的，更具体一些，主要指肾精，也就是主管人体生殖、生长发育的精微物质。肾精也叫真阴或元阴，不但具有生殖功能，促进人体的生长发育，而且能够抵抗外界各种不良因素的影响，使人体免于疾病之灾。因此，阴精充实不但生长发育正常，而且抗病能力也强。

此外，精按来源也可以分为两类，一类是先天的，是从父母亲那里遗传下来的，是生命的本原性精华，它在整个生命活动中起到了“生命之根”的作用，道家把它叫作元精；另一类是后天的，也就是人出生以后吃的食物、喝的水、呼吸的大自然之气，其中后者又叫水谷精微，是一种营养物质。先天之精需要不断有营养物质补充，才能保证人的精不亏，才能发挥其功能，才能维持人体生命活动，这种物质就是后天之精。

一个人要健康、长寿，最关键的就是要养精，既要保住先天的肾精，又要调养后天之精。

◎先天之精，按摩来养

《黄帝内经》把精看成水，肾精就好比是水，像水一样地流动。

我举个例子。大家都知道现在的能源危机，所以要寻找新能源。世界各国的科学界已经开始到大海里面寻找能源。海洋能是一种重要的可再生资源，包括海水能、海面能、海底能和海洋生物能等。其中，海水能就有潮汐能、波浪能、海洋温差能、海洋盐差能等。在这个能源危机的时代，海洋能是人类的福音，它才是未来最根本的能源。

其实，海洋就好比我们的肾精，看上去是水，是液态的，实际这里面蕴含着一个非常强大的能源，这才是生命最根本的原动力，就是这个动力维持着我们生命的健康。我们明白了这个生命的原动力，就一定要把它养护好。养肾精才是养生的根本！

如何养肾精，我建议从两方面着手。

第一，按摩下丹田，不让精外泄。养精要经常进行经络的按摩，肾精是在人体的下部，这个地方被称为下丹田。保精、养精要多多按摩下丹田。

下丹田在哪里呢？一般人都知道下丹田就在肚脐下面，准确的位置是肚脐下3寸，也就是关元穴。下丹田是肾精所藏的地方。在下丹田我们可以两手交叠，用手掌心的劳宫穴按住关

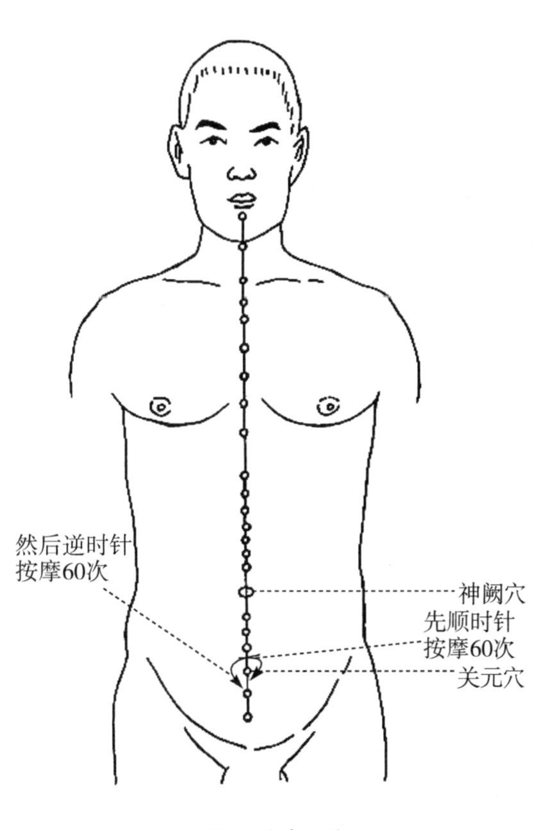

下丹田按摩示意图

元穴，先顺时针按摩60次，再逆时针按摩60次，共按摩120次。

为什么是120次？这是取人体的“天年”数，就是正常的寿限。一般按摩120次，下丹田就会温暖、发热。

第二，按揉命门穴。命门穴在人体的后背，与肚脐相对的正后方。方法与按揉下丹田一样，也是两手交叠，用手掌心劳宫穴按揉命门穴。

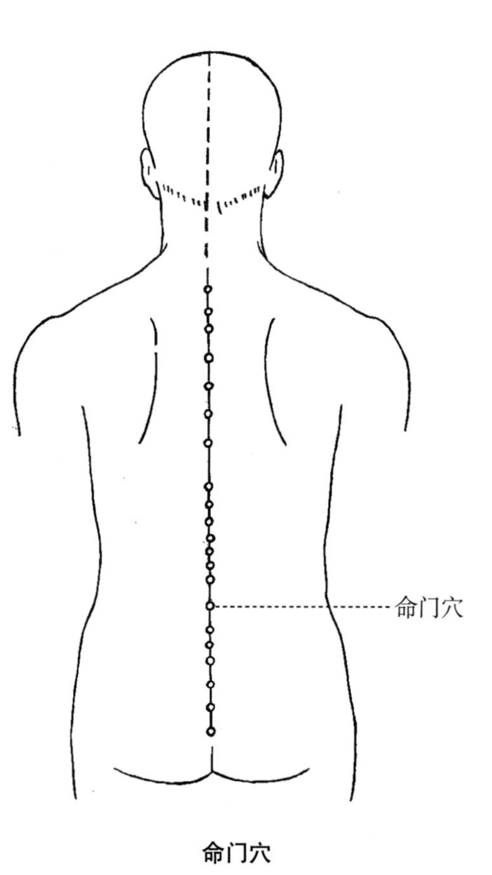

命门穴

命门，这个名字取得非常好，命门就是生命的大门，是主管生命开阖的。我们要把这个门守住，不让精外泄，所以这个部位也要经常按摩。同样是按摩120次，顺时针按揉60次，逆时针按揉60次。

这两个穴位都是每天早晨和晚上各按揉一次，每次按揉120次以后，下丹田和命门穴会发热、温暖。按揉丹田属于练功的一种，古人说，练功的最好时间是一天中的四个时辰：子时、午时、卯时、酉时。子时是23点到凌晨1点，午时是11点到13点，卯时是5点到7点，酉时是17点到19点。为了方便起见，我们最好在卯时和酉时按揉下丹田。

经常地按摩下丹田和命门穴可以温精、保精，不让肾精外泄。

◎节欲保精，切记“色字头上一把刀”

养精必须要节欲，这也是很关键的一种做法。《黄帝内经》里面经常提到，人要有节制，尤其是行房事，男女交合一定要节制，这样能保住肾精。房事太多会泄掉了人的精气。按《黄帝内经》的话来说叫“积精全神”，要把精蓄积在那里，就像人体里有一个水库一样。水库里面有水，这个水不能随便地泄了，要把它积攒在那里，否则水就干了，水干了，这个水库还有什么用？

大家想一想，历代的皇帝为什么大多短命，很少有长寿的？有人做了个统计，中国历代皇帝加起来有402位，他们的平均寿命只有30多岁。这里面有一个重要的原因，就是皇帝嫔妃太多了，精消耗得太过。“三宫六院七十二嫔妃”，这么多嫔妃，房事太频繁了，精怎么能保得住？

有一句话叫作“色字头上一把刀”。这是把什么刀？古书说：“淫声美色，破骨之斧锯也。”这是一把砍伐我们骨头的刀。因为房事太多，必然耗散精气。这个精藏在肾里，肾有“生髓主骨”的作用，肾主管骨头，肾精丧失了，我们骨头也就会受到损伤。所以人如果无节制，房事太多，那就像在用一把斧子砍伐我们自己的骨头。

> 中古之时，有至人者，淳德全道，和于阴阳，调于四时，去世离俗，积精全神，游行天地之间，视听八远之外，此盖益其寿命而强者也。
>
> ——《素问·上古天真论》

◎后天之精，饮食补之

后天的水谷之精主要依靠饮食来补充，因此在我们的一日三餐中，要多吃养精的食物。

中医认为，黑色的食物基本上都有助于养精，比如黑芝麻、黑豆、黑米等。此外，山药、核桃、芡实、莲子、地黄也都是既美味又保精的。平常多吃这些食物不但延年益寿、强身健体，而且有助于治疗遗精、早泄。

中医有一句名言："肾为先天之本，脾胃为后天之本。"人脾胃功能的强健，也是保养精气的关键，"得谷者昌，失谷者亡"，尤其是体弱之人，真气耗竭，五脏衰弱，完全要依靠饮食营养来充实气血。所以全面均衡营养的饮食，是保精的重要手段。饮食还要注意定时、定量、不偏、不嗜。只有在饮食得宜的基础上，才能考虑药物滋补的问题。服用补益药物时，一定要在医生的指导下辨证施补，不然可能会适得其反。

按以上几个方面来做，我们就可以对先天之精和后天之精都有所保养，也就能"积精全神"。

三、五十营呼吸法，在一呼一吸间得长生

◎气，维持生命活力的能量

人的生命在于精气神，精已经讲了，现在来说什么是气，怎么养气。

气字，在我们中国人的话语当中，几乎是无处不在的。甚至可以说，中国人离开这个气字就说不成话了。比方说，我们说一个人生气了，叫"怒气冲天"；高兴了，叫"喜气洋洋"；如果萎靡不振，叫

泄气了；如果精神抖擞，叫“神气十足”，等等。中国人有一句话叫“人活一口气”，人就是有了这个“气”才活着的。

气这个字在《黄帝内经》中出现了3000多次，是出现频率最高的一个字，整部《黄帝内经》都在讲这个“气”。

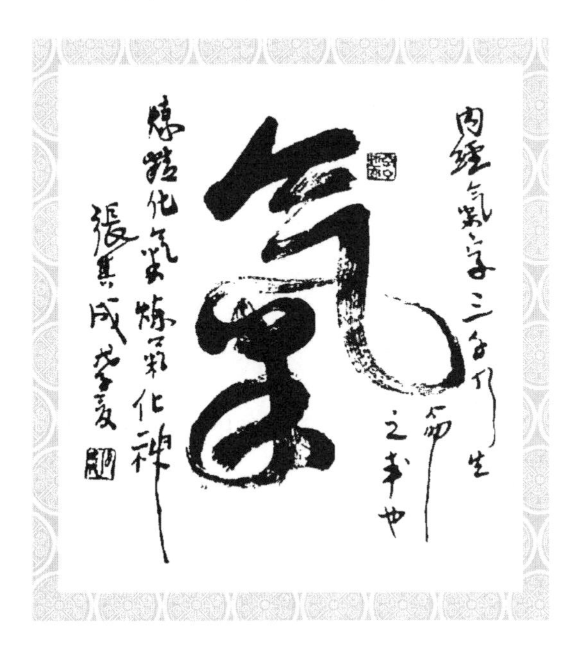

气字怎么写？我们今天看见的是简体字，繁体字是“氣”。

精字有米字，气字也有一个米字，米是一种物质，一种精微的物质，说明气也是一种精微物质。气字的写法在甲骨文里面，实际上就写成三横，它代表自然界的云气、雾气、露气，是一种能看得见的，但又不是很清楚的状态，叫气态。后来这个“气”越来越抽象了，慢慢变成了一种无形的东西。“气”实际上是介于精和神之间的一个状态，一种介于有形和无形之间的物质。

几年前，我曾经让我的几个博士研究生专门研究“气”，结果他们都遇到很大的困难，研究出来的结果也难以令人满意。气字人人都在说，可是真正要把它搞清楚，说出它是什么东西的确不容易。

甲骨文中的“气”

我们现在通行的说法是，气是维持我们生命活力的一种精微物质。可是它和精这种精微的物质又不完全一样。精是能看得见的，基本上呈液态，而气是一种气态的东西，是看不见的。气既是维持人的生命活力的物质，又是人体各脏腑器官活动的能量。它既是物质，又是功能，是能量，也是一种信息。

气的运行通道就是经络。虽然气是什么、经络是什么我们目前还说不清楚，但有一点很重要，就是我们可以通过修炼在身体上体会到、感觉到。

人身上到处都有气，人一旦没有气，就“断气”了。气按照不同的来源、不同的部位、不同的功能，可以分成各种各样的“气”。

《黄帝内经》描述人体生命活动都离不开气。比如描述人的脏腑、经络，实际上就是脏腑之气、经络之气。但最重要的气，《黄帝内经》里讲的是以下四种。

> 人之生，气之聚也。聚则为生，散则为死。故曰通天下一气耳。
>
> ——《庄子·知北游》

第一种气叫元气，就是源于先天、从父母那里继承的气，是生命的原发性的气。元气也叫作真气，也就是《上古天真论》里面所说的真。天真，说的就是先天的真气、真人之气。这个真气主要来源于肾脏，因为肾脏藏精，精又可以化成气。后来道家把它称为“先天之气”，它体现了先天原火的推动，所以，写作“炁”。从字形上看，“炁”字底下四点，表示火在下燃烧，这种“火”是生命的原动力。

第二种气叫宗气，主要来源于后天的呼吸，是呼吸之气，所以它可以看成是一种心肺之气。肺是主管呼吸的，又主管一身之气。

第三种气叫作营气，它是运行于人的血脉当中的。营的意思就是营养，营气对人体起到一种营养滋养的作用。

第四种气叫作卫气，它是运行于经脉之外的，基本上是在体表。卫就是保卫、护卫，卫气起到一种保护人体、抵御外邪的作用。

这种分类方法无所谓对错、优劣，无论是三分法、四分法都是专业人士研究的需要，对于我们普通人来说，只要知道气很重要，生活中必须时时炼气、养气就足够了。

◎慢呼吸，调气息，长寿命

这里重点介绍一种呼吸养气的方法，叫"五十营呼吸法"。

> 黄帝曰："余愿闻五十营奈何？"
>
> 岐伯答曰："天周二十八宿，宿三十六分；人气行一周，千八分，日行二十八宿。"
>
> ——《灵枢·五十营》

怎么通过呼吸来养气？黄帝曾经问岐伯，按照天的运行，一个昼夜运行于二十八宿（二十八个星宿），要"五十营"，就是50个周期。营就是周，一营就是一周。那在人体内气血是要运行多少周呢？

岐伯回答，营气和卫气在人体的二十八脉中运行，一个昼夜也是运行"五十营"，就是50个周期。一个昼夜是十二个时辰，也就是24小时。我们可以计算一下，一个人要呼吸一个昼夜，算下来是270×50=13500次。270次呼吸，刚好一个人的营气、卫气在其体内运行一周。我们进行一下运算就知道，《黄帝内经》中描述一次呼吸应该是6.4秒。

大家自己可以算一下，我们现在每一次呼吸是多少秒。静下心来，对着手表，测一测自己的呼吸，呼吸为一个周期，计算一分钟有多少个周期，一个周期又是多少秒。结果发现，一般情况下一个周期是3.3秒，也就是说我们现在的呼吸，比古人的呼吸要快将近1倍，古人是6.4秒一次呼吸。这是什么意思呢？

古人的一次呼吸为多长时间

营卫之气，昼夜24小时运行50周。那么运行一周的时间是0.48小时=28.8分钟=1 728秒，270次呼吸（270息）运行一周，换算成一次呼吸（一息）为6.4秒。

岐伯告诉黄帝的，就是我们应该要慢呼吸。在人身上，要使得它运转符合营气和卫气的流动，一定要把呼吸放慢，6.4秒一次呼吸是最正常的。呼吸放慢，我们脉搏也会渐渐放慢，人的生命进程也就跟着放慢，生命进程越慢寿命就越长。乌龟的呼吸是最慢的，它的动作也很慢，因此乌龟的寿命很长。放慢节奏，对现代人的健康是非常有意义的，因为现在的社会的节奏太快了。

我经常问一句话，为什么要着急？有什么可着急的？虽然我们每一个人都是形形色色，各不相同的，但有两样东西是人人都相同的，那就是我们的始点和终点。人生只有一种结果，每一个人都是如此，那就是死亡。我们着急去干吗？所以我们要把呼吸放慢，把人生的过程放慢，要学会欣赏、享受人生这个美丽的过程。

慢呼吸必须成为一种生活习惯

把呼吸放慢是一种有效的养气方法，我们要争取把它放慢到6.4秒，并形成一种习惯。那该怎么做？这里介绍一种顺呼吸的方法。

呼吸分顺呼吸和逆呼吸，腹部随着呼吸自然地隆起和收缩就是一种顺呼吸。我们来体会一下，呼气的时候腹部是隆起还是收缩，是升还是降；再体会一下吸气，腹部是隆起还是收缩。

大家体会到了吗？对了，吸气的时候腹部是隆起的，呼气的时候腹部是收缩的，这就叫顺呼吸。

老子曾说过天地就像一个风箱。我们人也是一个风箱，我们可以在腹部体会出来，人的呼吸过程，腹部隆起、收缩，就像是在拉风箱。

慢呼吸的四个要求

再强调一下，把呼吸放慢，不是指一大口气一大口气地呼吸。而是指开始可以有意地关注呼气和吸气，渐渐地不用太在意呼吸本身，要把注意力集中在下腹部，关注腹部的升降起落就可以了。隆起的时候腹部隆起到顶点，收缩时也是收缩到极点，这样就会把呼吸放慢。起落一开始要用点力。渐渐地，就不必用力了，自己感觉非常自然。同样，慢呼吸也是要做60次，每天至少做两遍，然后逐渐让它非常自然地变成一种本能的呼吸。

慢呼吸有四个要求，也就是要做到四个字：深、长、匀、细。深，深呼吸，就是一呼一吸都要到头；长，时间要拉长，要放慢；匀，要匀称；细，就是要细微，不能粗猛。

这四个要求，一开始的时候是有意识地去练，久而久之，就变得自然而然了。

还要注意，“吸入一大片，呼出一条线”。吸进去的是自然环境中的清气，要吸入一大片；呼出来的是体内的浊气，要慢慢呼出，呼出一条线。

当然，还有一点很重要，就是要用鼻子呼吸，不要用嘴呼吸。到一定的时候你会体会到，用鼻子呼吸时左右两个鼻孔所呼吸的力度可能是不一样的，吸进去的气是不同的；再经过一段时间的练习，会发现左右两个鼻孔之间的气在那里循环。这也是练呼吸的一种方法。

我们大家都知道瑜伽，瑜伽也是关注腹式呼吸的，也是练气的一种方法。

◎古人的呼吸吐纳功法

这里，顺便说一些古代典籍记载和古人使用过的慢呼吸法。《黄帝内经》中便有大量调养呼吸的方法，如《上古天真论》中就说："恬淡虚无，真气从之""呼吸精气，独立守神"。

南北朝时期梁代陶弘景提出"六字诀"。陶弘景不仅是著名的道家修炼者，还是一位著名的中医学家。他收集和整理了南北朝以前历代有关养生的论述，汇集成《养性延命录》。其中就记载了"六字诀"的呼气方法。吸气只有一种，呼气却有六种。在呼气的时候发出六种不同的声音：吹、呼、唏、呵、嘘、呬，六种不同的声音可以治不同的病，吹可以去热，呼可以去风，唏可以去烦，呵可以下气，嘘可以散寒，呬可以解极。心脏病，体有冷热，可用吹呼二气出之；肺脏病，胸膈胀满，可用嘘气出之；脾脏病，体上游风，身痒痛闷，可用唏气出之；肝脏病，愁忧不乐，可用呵气出之。后来历代都有关于"六字诀"的记述，在六字的发音及与脏腑的配合上，有不少发展变化。

四、五心养神法，动静结合，还心灵一片净土

◎神能主宰精、气

神是人身三宝、三大元素之一。在人体生命三宝中，神是最重要的，因为神可以统领精和气。

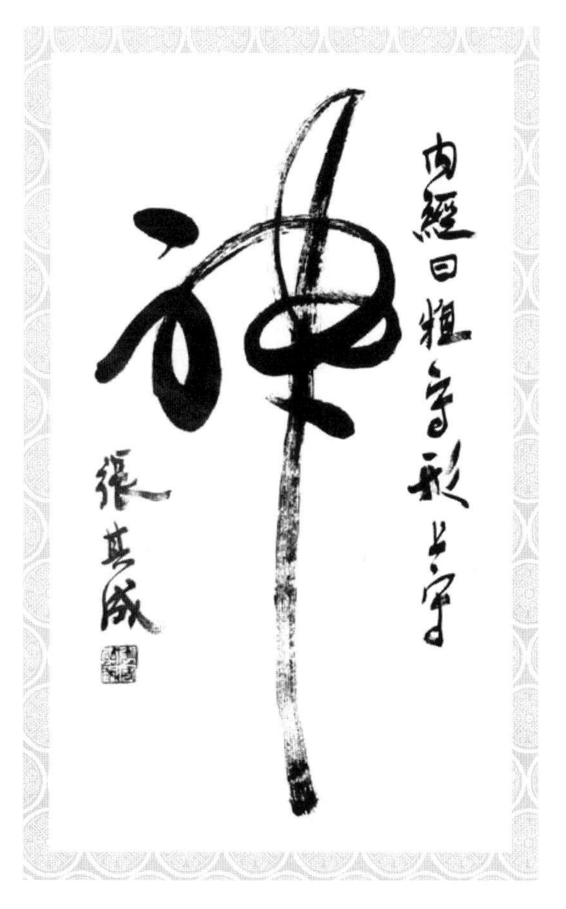

什么是神？《黄帝内经》有这样的论述：“故生之来谓之精；两精相搏谓之神。”这是《灵枢·本神》中的一句名言，它说精是与生俱来的，而阴精和阳精也就是母亲和父亲两精相结合，就叫作神。这句话揭示了神产生的原因和条件。所以，神实际上是指先天之神，也就是来源于父亲和母亲的元神。我认为，这个“两精”还包括自然界天地阴阳两种精气，只有各具阴阳之质的两精相搏才能产生元神。

神和精、气是什么关系呢？我们应该这么来看，精是生命最基

础的一种物质，气是生命的能量信息，而神是生命活力的一种表现。精和气是神的基础，神是精和气的主宰。精和气在前，神在后。一个人如果有了精、气，那往往就有神了。这也就是我们老百姓经常讲的“这个人很精神”，有了精才会有神。

精满了以后气就足了，气足了以后神就旺了，这就叫“精满气足神旺”。“神采奕奕”就是一种精满气足的表现。

三宝当中究竟哪个更重要呢？当然是神最为重要。神来源于精，精来源于气，但是神可以统领精和气。当然，反过来精和气如果不足，那么神也就不足。所以通过调精、调气（或者叫养精、养气）可以养神；通过养神也可以养精、养气。

《黄帝内经》对于这个神字有很多的描述。比如说一个医生医术的高低，《黄帝内经》上这么评价，说“粗守形，上守神”，就是说粗浅的医生关注的是外在形体的问题，而高明的医生守的是神、用的是神。

古代有一位名医叫扁鹊，他给人看病具有一项特殊的技能，叫作“视见垣一方人”，就是能透视墙那一边的人。扁鹊这种透视的技能，一看就知道病人得了什么病，实际上是由于他看的是神。

在现实生活当中，有一种善于看相的人，看面相、手相。他看的是什么呢？看的也是神，而不是形。虽然形很重要，但最重要的是透过表面的形，观察内在的神。不在于这个人鼻子长得有多高，嘴有多宽，眉毛有多长，这在《黄帝内经》中是属于粗浅的、低级的，属于“粗守形”

> 望而知之，谓之神；闻而知之，谓之圣；问而知之，谓之工；切脉而知之，谓之巧。
>
> ——《难经·六十一难》

阶段。实际上看相真正要看的就是神，而神最集中地反映在眼睛。大家都听说过“眼睛是心灵的窗户”，《黄帝内经》中也讲心藏神，从眼神里面就能看出这个人有没有神，一般有神的人，精也是足的，气也是旺的。曾国藩的看相名著《冰鉴》中第一章就是《神骨》，他把神放在第一位。除了看眼神之外，一个有经验的大夫还能从面色、形态上看出你的神。神反映在人体的每一个环节、每一个部位，反映在一举手一投足之间，反映在舌苔、肤色、毛发、指甲等，但眼睛是最集中的表现。

《黄帝内经》还强调给人治病时，神同样也是起主导作用的，叫“得神者昌，失神者亡”。如果得到神、恢复了神，人就能够昌盛，生命力就旺盛，病也就治好了；一旦失去了神，人也就完了。所以说神是决定、主导一个人生命活力的最主要因素。

◎究竟什么是“神”

神有两个方面的意思，一个是广义的，生命活力的一切外在表现都叫作神；还有一个是狭义的，专指心神。

神是精神、意志、知觉、运动等一切生命活动的最高统帅。广义的神包括魂、魄、意、志、思、虑、智等活动，这些活动能够体现人的健康状况。如“目光炯炯有神”就是神的体现，也是生命力旺盛的体现。《黄帝内经》很重视人的“神”，《素问·移精变气论》一篇

帝曰：余闻其要于夫子矣，夫子言不离色脉，此余之所知也。岐伯曰：治之极于一。帝曰：何谓一？岐伯曰：一者因得之。帝曰：奈何？岐伯曰：闭户塞牖，系之病者，数问其情，以从其意，得神者昌，失神者亡。帝曰：善。

——《素问·移精变气论》

中说的“得神者昌，失神者亡”，不仅仅是说治病，也是说养生。诊病时，可以通过观察病人的神来判断病人的预后，有神气的，预后良好；没神气的，预后不良。治病时，可以用针灸、推拿、药物等来激发、调动人体自身的神——人体的生命活力和自愈能力。养生时，要重在养神，因为神旺则身强，神衰则身弱；神存则活，神去则死。

《黄帝内经》认为，神虽然分布在五脏中，但主要是藏在心脏，即“心藏神”，这是狭义的神。具体来说，神就是指人的意识、思维、精神活动。中医认为这些活动是由心发出的，由心主管的。很多人否定这个说法，理由是现代科学研究表明，人的思维、意识活动是大脑发出的、支配的，怎么由心主管呢？这不是胡说吗？其实他们根本没搞清楚中医讲的“心”是什么意思。《黄帝内经》中讲的这个心，不仅仅是指解剖学上的心脏，还包括了大脑。《黄帝内经》里讲了一句话：“心之官则思。”《孟子》也说过：“心之官则思，思则得之，不思则不得也。”“心”这个器官的主要功能在思维，即心是包括大脑的。你看这个“思”字，一个“田”字，一个“心”字。其实“田”字篆文写作“囟”，是指人的囟门，小孩子刚生下来时，头顶上有一个软软的地方，叫囟门。“思”这个字就是由大脑和心共同组成的，也就是说中国古人早就认为，人的思维活动、意识活动、精神活动是由大脑和心共同完成的。

再看“心”在甲骨文里怎么写。就是画一颗心，也就是说在《黄帝内经》以前，古人已经讲解剖了。而且“解剖”这个词《黄帝内经》里就有了。《黄帝内经》有一篇叫《经水》，开头就说，上古八尺之士，“其死可解剖而视之”。就是说古代一般长得高的人，死了之后，可以把他的腹腔打开来，然后进行解剖观察。我经常讲，解剖有什么了不起？中国是最早讲解剖的。因为中国古代战争很多，战争多就要死人，就有刀伤枪伤，就要把人的腹腔打开来进行观察，这是什么，那是什么，清清楚楚。所以五脏的汉字，都是解剖形态的记录，心是心脏的形状，肝、脾、肺、肾，都有一个“月”字旁，“月”就是肉，说明跟这些脏器的形体有关。解剖是很简单的事情，但《黄帝内经》不讲解剖，已经跳出解剖的范畴，这是很了不起的。

现代医学从独立的器官出发来探索它的功能，它的最大好处就是清晰明了。可是人的生理功能是很复杂的，不是说把每一个具体器官的功能搞清楚了，人的生理功能就清楚了；也不是说把这些器官的功能加起来就等于人的整体功能了。《黄帝内经》的高明之处就是从功能本身出发，将相关的器官组合在一起。比如说思维、精神、意识活动这些功能，就是由大脑和心共同主管的。简单给它取个名字就叫心，所以这个心实际上已经超越了形体。这就是《黄帝内经》最了不起的地方，它不再局限于具体的形体，而是超越了形体，是几个单个形体、几个器官的组合。现代科学研究也表明，人的各种生理功能往往不是某一个单独器官完成的。

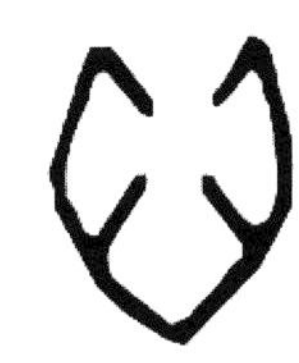

甲骨文的“心”字

在《黄帝内经》中，心叫作“君主之官”，就好比是一个皇帝，掌管的是神。我们知道，在一个国家中，皇帝是至高无上的，是统领一切的。同样，在人身体当中，神也是最重要的、统领一切的。

我们经常说这个人心神不安，那是狭义的神，是指人的思维、意识、精神活动。《黄帝内经》反复讲，神安则心安，心安人就安了。

在内丹学中，“神”也有先天与后天之别。“先天之神”又叫作“元神”，它是人本来就具有的自我慧光。“后天之神”指的是“识神”，它的作用是认知与分别。对内丹修炼来讲，就是要把“识神”炼成“元神”。老子在《道德经》中说：“为学日益，为道日损。”做学问、增加知识要靠增加“识神”的作用，但修炼成道就必须减损“识神”，排除“识神”的干扰，从而进入无为的直觉状态，炼成“元神”。只有通过“元神”的观照，才能把“后天之气”转换为“先天之气”，才能培补元精，使生命焕发出永久的青春光芒。

◎养神的首要目的是解决当代人的心理困惑

怎样养神，怎样调神，怎样炼神，这些是黄帝最关注的问题，当然也是我们每一个人都关注的问题。炼好了神，不但能长寿健康，而且能快乐幸福。

养神涉及人们日常生活的方方面面，尤其跟人们的心理有关。而现代人普遍存在心理问题，心理疾病甚至成为当代社会的一种流行病。

我们来看一看当代人的心理状况，及大多数人面临的精神困惑。

大家现在普遍都在说一个字——“忙”，这个字用的频率非常高。大家都很忙，遇到谁打招呼都说“你现在忙不忙”，回答一般是“这一阵太忙了”。

“忙”这个字很有意思。左边是一个“心”，右边是一个“亡”，意思就是亡心，一个人没有心了，或心找不到了。

忙的结果是什么？是“盲”，是上面一个亡，下面一个目，眼睛也亡了，辨认不出方向了。

而“盲”的结果又导致了“茫”，茫然，除了前途茫然，更重要的是心灵茫然，心灵迷失，心理困惑，这是一个流行病。大家现在可能都意识到了，无论是青少年还是中老年，心理问题都是越来越严重。

在青少年当中，尤其是在高校里面，近几年自杀率连续呈现增长的趋势，这是十分令人担忧的。

一些中年成功人士，也都找不到方向，所以有这么一首顺口溜：“事业进入迷茫期，人生进入困惑期，家庭进入分裂期，夫妻进入凉拌期，子女进入叛逆期。”这是不是一些成功中年人士的生活状况？我当然希望不是。但是我所接触的很多成功人士、企业家，都纷纷向我诉苦。我想这些苦无外乎就是找不到“心”了，茫然失措了。

老年人呢？一些老年人由于没有倾诉的对象，渐渐地就有了一种孤独感。这实际上也是心理出现了问题。

对于解决心理疾病和心灵问题，《黄帝内经》有很多精彩的论述。我们应该从《黄帝内经》中吸取养神的精髓，来解除人生的困惑、心灵的迷茫、心理的疾病。

◎一动、一静、一内修，三式五心养神法

《黄帝内经》里面有大量关于养心、调心以及养神、调神的论述。根据《黄帝内经》的思想，再加上多年来的实践，我摸索出了一套“五心养神法”。这套方法分三个内容，一个是动功，一个是静功，一个是心灵内修功。如果经常练习这套“五心养神法”，我们一定能够心神安宁，能够快乐幸福，永远不再出现这些心灵的问题。

◎“五心养神法”之动功

所谓“五心养神法”的动功，就是取人体的五个中心穴位进行按摩。它们分别是头心百会穴、眉心印堂穴、胸心膻中穴、腹心关元穴和足心涌泉穴。只要打通这五个“心”，便能养神。打通的办法有很多，最简单的莫过于按摩、敲打，而最理想的则是手心的劳宫穴对准五个穴位按摩。

先说按摩，我们从上到下来做，右手在下，左手在上，两手相叠加，用右手的劳宫穴对准百会穴按摩。先顺时针按摩60次，再逆时针按摩60次，按摩到发热为止。然后依次是印堂穴、膻中穴和关元穴。涌泉穴要用双手交叉按摩，用左手的劳宫穴按摩右脚的涌泉穴，用右手的劳宫穴按摩左脚的涌泉穴。

再说敲打，敲打要用十指，先敲打百会穴，再敲打印堂穴，到了膻中穴则要双手握空心拳去捶打，关元穴要用双手拍打，而涌泉穴依然可以用十指敲打。

这五个“心”都是人体至关重要的穴位。

头心百会穴在人体的最高处，是诸阳之汇。

眉心印堂穴，是人精气元神聚集的地方。

胸心膻中穴也叫气海。捶打它可以驱散邪气以及心中的闷气、抑郁之气，当然，还能排泄毒气。俗话说“捶胸顿足”，就是这个道理。现代科学发现，人衰老是从胸腺开始的，所以经常捶打这里，还可以延年益寿，效果特别好。

腹心关元穴，就是下丹田所在之处，乃生命的先天之本，必须要护养好。

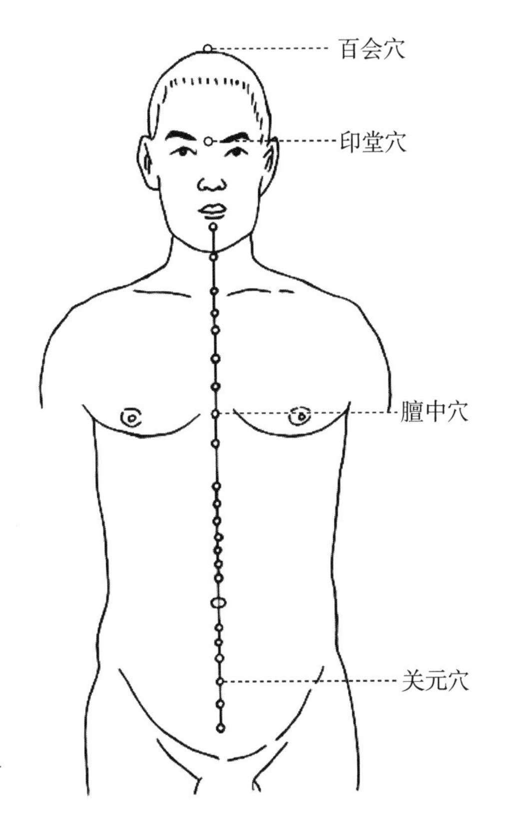

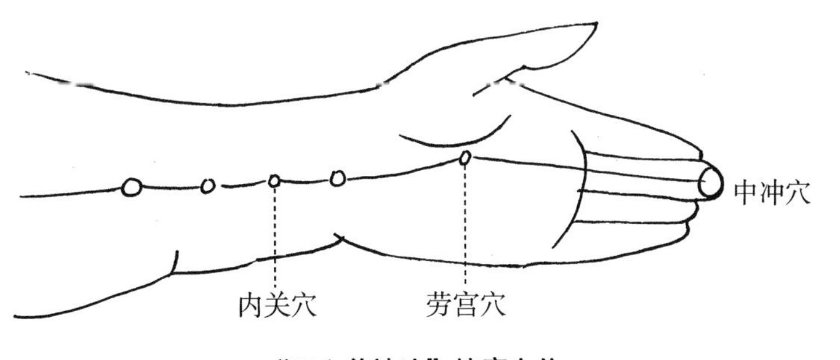

“五心养神法”按摩穴位

脚心涌泉穴，准确地说，在脚底中线前1/3与后2/3交界凹陷处。涌泉穴是肾经的穴位，劳宫穴是心包经的穴位，按摩可以达到心肾相交、水火相济的效果，而且还可以治疗失眠。每晚临睡前半小时，先搓热双手掌，然后右掌按摩左涌泉穴，左掌按摩右涌泉穴，使心火下降，肾水上升。按摩的时候一定要心静，心中不要有杂念，只想着劳宫穴和涌泉穴的位置不断发热，这就是心肾的精气在交接、交合。

而手心劳宫穴虽不属五心，却也是一个不容忽视的位置。它是心包经上的穴位，经常按压，有强壮心脏的作用。可以用两手拇指互相按压，也可将两手顶在桌角上按摩劳宫穴，时间自由掌握，长期坚持可使心火下降。

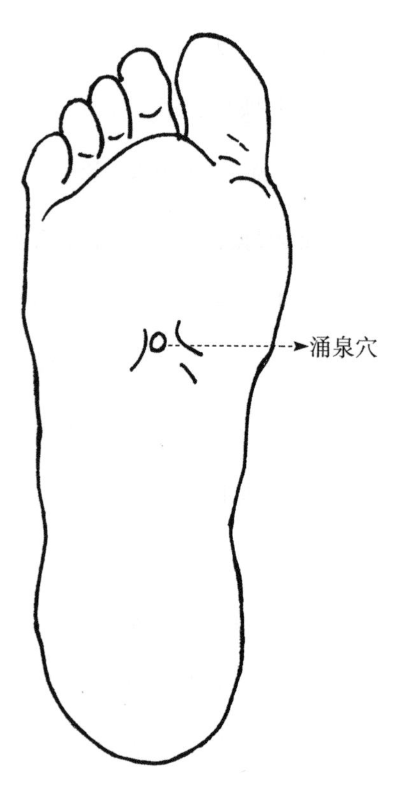

脚心涌泉穴

◎“五心养神法”之静功

“五心养神法”的静功，是指意守这五个穴位的修炼方法。

修炼时可以站着，也可以坐着。坐要端坐，含胸拔背、下颌内收、舌抵上颚、两眼微闭。

站立则要保持站桩的姿势，两腿自然分开，与肩同宽，微微地弯曲；两手举起，劳宫穴相对。觉得两个劳宫穴之间有热气在流动。两手微微往外拉，就像拉橡皮筋一样，感到有一点牵拉的力量；往里收也是一样，觉得在压一个气球，然后慢慢感觉到劳宫穴之间的气越来越热。这时开始把意念集中在头顶，然后进行臆想，臆想的过程是从上到下，上下贯通。

先是头心，也就是百会穴，臆想百会穴的上方有太阳、月亮，日月之光、天地之气都汇集在百会穴，你会觉得百会穴微微地发热，越来越热。这股气往下行，到两眉的中心——上丹田印堂穴。行到这里的时候就觉得上丹田发热，上丹田被日月之光所照耀，继续吸收天地之精气、日月之灵气，越来越热。接着这股气往下行，到胸的中心——中丹田膻中穴和下腹的中心——下丹田关元穴。意念至此，中丹田、下丹田也开始发热，并越来越热。然后这股气再继续往下行，到脚心的涌泉穴，通过涌泉穴把这股气流送往地下，一直射入地下，越射越深。

这时，全身都被日月之光、天地之气所笼罩，全身被照得发亮，像被清洗了一遍，这就是古人所说的“洗心”。这束光把全身都照透了，把一切污气、浊气都洗净了，达到心地光明的境界了。这不但对养生，而且对心灵的提升都是非常有好处的。

◎心灵内修的“五心养神法”

“五心养神法”中除了动功的“五心”和静功的“五心”外，还有心灵层面的“五心”——心地善良、心态平和、心胸开阔、心情快乐和心灵纯净。

当然，这五个“心”不是《黄帝内经》的原话，而是我用现代的语言概括出来的，目的是便于大家理解和掌握。

心态平和

心态平和，按照《黄帝内经》的话来说叫“清静、少欲”。《黄帝内经·上古天真论》中有一段话是这么说的：“恬淡虚无，真气从之，精神内守，病安从来？”这实际上是治疗当代人心灵疾病的一个良方。

首先要“恬淡虚无”，就是要清静，不要有太多欲望，心态要平和，不要贪，这是一个非常重要的出发点。《黄帝内经》还说：“清静则肉腠闭拒，虽有大风苛毒，弗之能害。”一个人只要心态清静了，那么什么样的疾病、外邪都侵入不了我们体内，这样身体就健康了。

《黄帝内经》中还有两句话：“志闲而少欲，心安而不惧。”要以出世的心做入世的事。以后大家见面的时候，如果有人问：“你现在忙不忙？”我希望大家的回答是不忙，我很“闲”。要说一个“闲”字，这就是《黄帝内经》的“志闲而少欲”，闲是一种悠然的生活状态。同时“闲”字是“门”字里有一个“木”字，原本是用木头把门闩住，这样，外面的欲望、诱惑就被挡在门外了。我们做的事情可以很多，工作可以很忙，但心态一定要闲，时刻保持闲情逸致。换句话说就是要以出世的心做入世的事。

这个“闲”就是“恬淡虚无”，少点欲望，不要有太多的非分之想。这一点《道德经》里说得也很多。

一个最经典的概括是“少则得，多则惑”，就是越不争实际越有收获，越贪实际越迷惑。大家想一想，为什么我们有这么多的困惑？不就是可选择的东西太多了吗？选择多了之后，人就迷失了，就迷茫了，就不知道该选什么了，也就困惑了。困惑了还能快乐吗？人只有在一种恬淡虚无的状态之下，才能把心闲下来，心态才能平和。当然我们说要达到这个平和，真正的心灵要静下来，也不是一件很容易的事情。你可能会说，我也希望它静下来，希望有一种悠闲的心态，但我就是很难做得到。那怎么办？

在这一点上，首先你要有一个正确的人生观，要相信老子说的话："夫物芸芸，各复归其根。归根曰静，静曰复命。"万事万物，芸芸众生，都遵循循环往复的大道规律，最终都要回归到我们的起始点上。只有回归初始，系统才会达到相对稳定的平衡状态，社会与大自然才能恢复安静和谐。老子表面上看是告诉我们自然观，实际上是告诉我们人生观，告诫我们在熙熙攘攘、忙忙碌碌中，千万不要忘了我们的根本出发点和初衷。人都是赤裸裸来的，也是赤裸裸走的，只有这样万物与人类才会孕育新的生命和新的起点。所以我们生命的法则也要和万物一样，要安静平和。这是规律、大法则，谁也改变不了。

一定要树立这样的意志："我一定可以把心静下来，把心态放平和。"只要你心里这样想，那就一定可以做得到。大家要相信自己的意志力，相信心神的作用。

只要你心里想，我要静下来，就一定可以静下来。而静下来之后，最重要的是把它保持住。我给大家说一个故事，宋代大文豪苏东坡，一生坎坷，经常被贬谪。有一次他被流放到一个叫瓜州的地方，也就是现在扬州的南边的一个地方。当时他学佛，想要使自己的心虚静下来，恬淡虚无。他结识了在长江南边，也就是现在镇江金山寺的一个叫佛印的住持，他们两个人很快就成了好朋友。苏东坡学了佛之后，他自己觉得心里已经是恬淡虚无了，什么欲望也没有了。所以他就作了一首诗，这首诗是这样写的："稽首天中天，毫光照大千。八风吹不动，端坐紫金莲。"最后两句中的"八风"

看上去好像是八面来风，而实际上是指八种欲望、八种情绪。意思是说无论什么情绪、什么欲望现在都动摇不了我了，我的心里是极度的虚静，已经超然物外，我端坐在紫金莲花上成佛了。

苏东坡写了这首诗之后特别满意，特别高兴，就派了自己的书童渡过长江，请佛印大师批阅。佛印大师看完了之后，在这首诗上面批了几个字，然后请书童带回给苏东坡。苏东坡以为佛印大师一定会赞赏自己参禅的境界，急忙打开禅师的批示，定睛一看，只见批了两个字："放屁。"苏东坡一看特别生气，立即渡过长江去找到佛印，说："我跟你平常关系匪浅，我这首诗写得好好的，你不欣赏也就罢了，为什么要批'放屁'两个字？"佛印大师一听哈哈大笑，回了他一句："八风吹不动，一屁过江来。"你还"八风吹不动"呢，我写"放屁"这两个字，你就渡过长江来向我问罪了。

所以要心态真正地平和下来，真正地"八风吹不动"，不是一件容易的事，必须时时刻刻都保持这种平和、少欲、清静的心态，才能真正不受各种欲望、各种情绪的干扰。

我曾经拜会过中国佛教协会会长一诚大师，他跟我说了一句话："现代人都不是饿死的，而是撑死的。"说得十分深刻！现代人的一切心灵困惑不都是因为贪造成的吗？越贪越困惑，越困惑就越贪，形成一种恶性循环。所以《道德经》就告诉我们一个字——"少"，越多越困惑，越少越简单，越简单反而越快乐。

所以我们说：幸福不在于得到的多，而在于计较的少。清静少欲，心态就平和了；心态平和了，自然就快乐幸福了。

心情快乐

《黄帝内经》说："适嗜欲于世俗之间，无恚嗔之心。""以恬愉为务，以自得为功。"这是说圣人能够将他的嗜好调适到和世俗一样，没有恼怒和愤恨的不良情绪，一切以恬愉、自得为要务。恬愉是一种快乐、悠闲、自足的心态，养生就是要始终保持这种心情。

《黄帝内经》还说："美其食，任其服，乐其俗。"这句话《道德经》里面也有，此外，还有一句叫"安其居"。

这是什么意思呢？"美其食"就是我们吃任何东西，都要觉得味道很好，而且要经常这么去想，保持一种愉悦的情绪。再怎么不好吃的东西，你要觉得它好吃，它可能就会真的变得好吃了。

"任其服"，穿的衣服不在于质量好坏、价钱贵贱，你要觉得它好，觉得它合身，它对于你来说就是一件好衣服。反之，你把一件名贵的衣服穿在身上，但是你老是觉得还有比这更名贵的，老是觉得不合适，那这件衣服对你来说就是没有价值的。

"乐其俗"，你要对自己的习俗、自己所处的风俗环境感到很满意，就会快乐起来。

"安其居"，你居住的地方就是你心灵的避风港，无论是大还是小，哪怕是陋室，是小屋，因为它是你自己的，你都要觉得它很安适、很安稳。

这四句话的第一个字都是意动词，本来都不是真实的，而是主观上觉得是这样，觉得食物美，觉得衣服好，觉得住房安，觉得风俗乐，久而久之，它们就进入你的潜意识里，形成一种习惯，这是一种随遇而安的人生态度，这样的人一定是快乐幸福的。

研究发现，人们拥有的快乐和拥有的金钱往往不是呈正比的，不是说财富越多，人就越快乐。幸福就是一种感觉，一种对人生的满足感，而不一定要拥有多少物质财富。这就叫“境由心生”。只要保持这种快乐的心态，那我们就真的能快乐起来。

怎么才能做到这一点呢？大家都知道有一句话叫“笑一笑，十年少”，要经常保持微笑，这个比吃什么药都好。具体的做法是每天早晨起床以后，不要急着洗脸，要对着镜子，向镜子里的你微笑。为什么要在起床的时候？按照心理学的研究，刚起床的时候，是人从潜意识进入意识的分界线，是从潜意识到意识的过渡时刻，这个时刻保持良好的心态，或者经常激励自己，对自己说：“今天我一定很快乐！”那么你这一天就会变得很愉快、很快乐。

相反，如果给自己强加一个很消极的意念，那你这一天都不会快乐。所以精神的力量是非常强大的。

在实际生活当中，很多人都会遇到这样或那样的烦恼，怎样才能变得快乐起来？有一种办法，就是换位思考。

有一个故事，说的是有一个母亲有两个儿子，一个儿子是卖雨伞的，另一个儿子是卖扇子的。下雨天的时候，这位母亲就发愁了，为卖扇子的儿子发愁，愁扇子卖不出去；到晴天的时候，她又发愁了，为卖雨伞的儿子发愁，愁雨伞卖不出去。就这样，这位母亲成天苦闷、忧愁，脸上总也见不到笑容。后来有一个人告诉她：“你反过来想一想，下雨的时候，卖雨伞的儿子把雨伞全卖出去了；晴天的时候，卖扇子的儿子把扇子都卖出去了。这样想不就高兴了吗？”她后来这么一想，果然高兴了。

这个故事说明了快乐其实就在一转念当中，所以我们要学会换位思考、反向思考。

再教大家一个办法——发现快乐。

其实快乐是自己发现的。日常生活中的点点滴滴，如果你带着一种欣赏的眼光，就可以从中得到快乐。刚才讲到苏东坡一生坎坷，经常被贬谪。有一次他被贬到惠州。当时，整个惠州每一天只杀一只羊，这羊肉都是给那些当官的，老百姓根本吃不到。当然，苏东坡也吃不着。苏东坡想我吃不到羊肉，不是还有羊骨头吗？于是他就专门请人去买了羊骨头，用羊脊骨熬汤，不但骨头里的骨髓好吃，而且骨头汤更是甜美，味道好极了。他给他的弟弟写了一封信，说他在惠州这个地方发现了一道菜，叫羊脊骨，味道鲜美无比。他还很幽默地告诉弟弟，只是有“人”不高兴了，那些狗不高兴，因为没有骨头吃了，都被他吃掉了。现在饭店里还有一道菜叫“羊蝎子”，据说就是苏东坡发明的。

苏东坡能够在这么艰苦的生活中，在吃骨头中发现生活的快乐，如果他没有一颗快乐的心，是很难做到的。

心地善良

《黄帝内经》里说要“德全不危”。意思是德要全，不要有缺失。《灵枢·本神》中也说：“天之在我者德也，地之在我者气也，德流气薄而生者也。”这说明德是与生俱来的，是我们生来就有的一种天然本性，符合本性就叫有德。这个德就是天真。心地善良就是要保持一颗纯朴、天真的心。

《黄帝内经》对此有详细的论述：“淳德全道，和于阴阳，调于四时，去世离俗，积精全神。”只有保持天然的真气、天然的品德，才能做到心地善良。

儒家创始人孔子就特别强调人要有德，最高的德就是“仁”，“仁”字是单人旁加一个“二”字，本义是说两人的关系，引申为人与人之间要有爱心，所以仁就是爱心、仁爱之心，“仁者爱人”，后来就有了“仁爱”这个词。这个仁爱之心是人的本性：“人之初，性本善”。人性本来就是善良的。《黄帝内经》里也提到这一点：“高下不相慕，其民故曰朴。”这还是老子《道德经》里面的话，它是说无论地位高的人还是地位低的人，都不要去羡慕别人，这样才能达到一种朴实的、纯正的状态，这种质朴的天然状态就是德。

一个人只有保持这种善良的本性，才能健康快乐。试想，一个心术不正，成天算计别人，没有一点仁爱之心的人，他能快乐吗？一个不快乐的人，他能健康吗？

心胸开阔

《黄帝内经·上古天真论》提到：“游行天地之间，视听八达之外。”这是说我们要向古代的圣人学习，胸怀要开阔，就像游行在天地之间，要把眼光放宽，把听力放大，四通八达，放宽到八方之外。视觉、听觉通达四面八方，实际上是指人的心胸要开阔，不要计较于眼前利益，不要局限于自我或者一个家庭。这一点对于心理的调节，对于养神是非常重要的。

在安徽省桐城市，有一个著名的人文景点——六尺巷。这里有一个非常有名的故事，可以看出故事的主人公心胸是多么开阔。在清代，有一位大学士名叫张英，他家就在桐城县这个地方。有一天他接到一封家书，说家里盖房子，邻居家也要盖房子，并且把墙砌得挨着自家房子了，希望张英动用他的权力，让这户人家的墙往后挪。张英看了这封千里迢迢寄来的家书，心里不是滋味，就回了一封信，这封信上只写了一首诗：

千里来书只为墙，让他三尺又何妨？

长城万里今犹在，不见当年秦始皇。

万里长城现在还巍然耸立，可是当年下令修建长城的秦始皇却早就灰飞烟灭了。何必要为了这一堵墙来拼命呢，让他三尺又何妨？他家里人接到这封书信之后，非常惭愧，就主动向后让了三尺。隔壁那户人家受到感动，也主动让了三尺。这样这条巷的宽度就有了六尺，后人把它叫作六尺巷。

要达到心胸的开阔，首先就是要能忍让，会宽容。有一副对联是这么写的，“让三分风平浪静，退一步海阔天空”；还有一副对联写到，“能受苦方为志士，肯吃亏不是痴人”，都是这个意思。

在我的家乡——安徽的徽州，也就是现在的黄山市，有一处世界文化遗产，那里有一所房子，房主为了让路，主动把墙往后挪，并在上面刻了五个字——做退一步想。

一个心胸开阔的人，不会为小事斤斤计较，不会苟营私利，他的精神是快乐的，身体是健康的。

以上说的四点——心态平和、心情快乐、心地善良、心胸开阔，都是调心、养神的关键，也是现代心理学所强调的心态平衡的四大要素——淡泊、快乐、善良、宽容。做到了这“四心”，我们的神就会安宁下来，就不会郁闷、不会困惑了。这样对我们的健康、长寿是十分有利的。

心灵纯净

《黄帝内经》调神的方法重点讲了“四心”：心地善良、心态平和、心胸开阔、心情快乐。我结合儒家、道家、佛家的说法再加上一个“心”——心灵纯净，共同构成“五心”。这样，在精神调养方面就全面了。

当今社会，我们过多地关注物质生活，多少人俗务缠身，多少人追名逐利。因为心灵被污染，所以忙乱、烦恼、焦虑、孤独、忧闷，总觉得心太累!

当今社会最需要的是心灵纯净，心灵的清浊决定我们的生活质量，决定我们的幸福指数。纯净的心灵不仅能造就高雅的气质，更重要的是能使我们获得精神的自由、人生的幸福!

《黄帝内经》说的“恬淡虚无”实际上分两个层次，“恬淡”说明心态的平和，少私寡欲；而“虚无”则是更高的一个层次，是心灵纯净、没有杂质的层次。这与孔子的“仁爱”，老子的“虚无”，释迦牟尼的“虚空”境界是一致的。心灵纯净不仅是健康、快乐、智慧的源头，更是人生最美妙、最高明的境界。

我们现在很多人常常去佛寺、道观，如果只是去求神拜佛神，祈求保佑，那么动机和目的可就偏了。因为佛和神不可能保佑所有人，更不会保佑那些心性邪恶的人，只保佑心地善良、心灵纯净的人。实际上我们在佛寺、道观最应该做的事就是洗净自己的心灵，安顿自己的灵魂。当然不是说只在菩萨面前、在神仙面前心灵要纯净，而是说在日常生活中都要保持纯净的心灵。

因为我们只有不断地净化自己的心灵，才能真正地快乐、健康。心灵纯净是养生的最高境界，也是前“四心”——心地善良、心态平和、心胸开阔、心情快乐的起点和终点。

五心养神的方法一定要结合起来修炼。在动功与静功之间，先做动功的五心修炼，再做静功的五心修炼，逐渐把练精气神作为一种日常的生活方式，进而把这种生活方式变成一种习惯，那么每个人都能精气神十足。

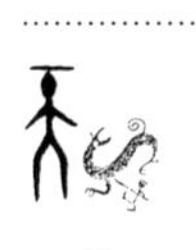

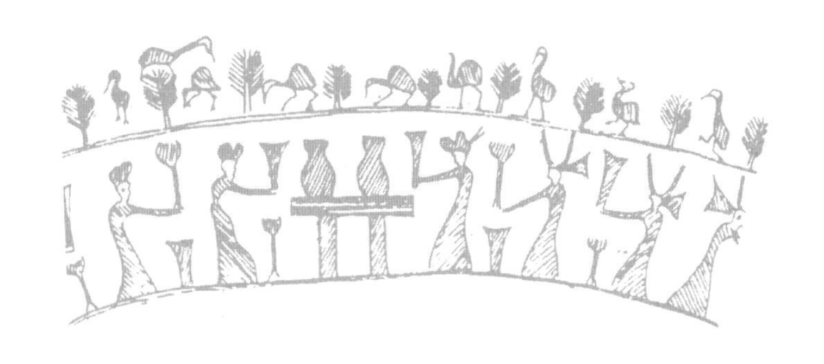

第三章

认识心病，改变命运

——《黄帝内经》中的情志养生

- 人有七情六欲，控制不好就会成为病根
- 用情志战胜情志，用心药打败心病
- 音乐、琴棋书画、导引运动都有安抚情志的效果

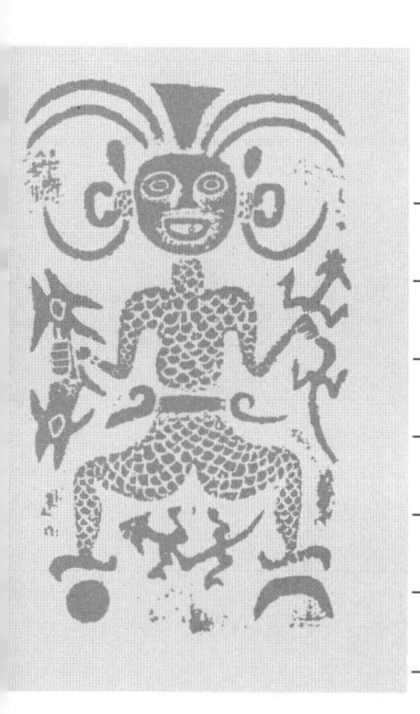

我们每一个人都有喜怒哀乐，都有七情六欲，有各种各样的情绪，这是外界客观刺激所引起的精神上的反应。我们的感情、情绪，我们的心理活动本来就是多方面的，有不良情绪并不可怕，关键是要善于控制它、调节它，要及时地排解它，而不能让它任意发展，否则就会受不良情绪的刺激和危害，导致身体产生各种疾病。

七情六欲究竟指什么，究竟应该怎样调节七情六欲，调节人的情志？《黄帝内经》里面有着非常精彩的解释。

一、别让七情六欲毁了你的健康

我们都在说“七情六欲”，可是要说出具体内容，恐怕比较困难。这也难怪，因为对此本来就有各种说法。

七情就是人的七种感情、七种情绪。七情的说法，各家差别不太大。

佛家认为七情指喜、怒、忧、惧、爱、憎、欲。

儒家认为七情指喜、怒、哀、惧、爱、恶、欲。

佛教是从古印度传来的，所以它的名词术语都是翻译过来的，七情中“忧”的另一种译法就是“哀”，“憎”的另一种译法就是“恶”。所以两家说法其实是一样的。

《黄帝内经》的说法有一点区别，七情指喜、怒、忧、思、悲、恐、惊，中医学没有把“欲”列入七情之中。

什么是“六欲”？六欲就是人的六种欲望、六种需求。人要生存，要活得有滋有味、有声有色，于是嘴要吃，舌要尝，眼要观，耳要听，鼻要闻，这些欲望与生俱来，不用人教就会。

人究竟有多少种欲望？战国时期杂家的代表作《吕氏春秋》在《贵生》一篇中首先提出“六欲”的概念，人的“全生状态”就是六欲都得到合理的满足，但没有说出是哪六种欲望。东汉哲人高诱做了解释，六欲就是生、死、耳、目、口、鼻。后来有人把它概括为“见欲（视觉）、听欲（听觉）、香欲（嗅觉）、味欲（味觉）、触欲（触觉）、意欲”。这跟佛家的说法有很大的区别，佛家说的六欲是色欲、形貌欲、威仪姿态欲、言语音声欲、细滑欲、人想欲。

我们现代人常说情欲这个词，在现代汉语里，情与欲还不完全是一回事。情主要是指人的情感表现，属于人的心理活动范畴；而欲主要是指人的生存和享受的需要，属于生理活动的范畴。情太切伤心，欲太烈伤身，说明情与欲一个属于“心”，另一个属于“身”。当然情与欲是不能分开的，是互动的，还可以互相转化。七情六欲是人类基本的心理情绪和生理需求，也是人们生活的最基本色调。

但七情六欲却容易出问题。怎样对待这些问题呢？《黄帝内经》给我们做了很好的回答。七种情志激动过度，就可能导致阴阳失调、气血不和而引发各种疾病。所以七种情志一定要调理掌握适当。如果掌握不当，例如大喜大悲、过分惊恐等，就会使阴阳失调、气血不周，后果首先是精神上的错乱，然后就会影响身体，造成各种疾病。

《黄帝内经》将我们通常说的七情六欲做了一个分类。它将七情——喜、怒、忧、思、悲、恐、惊归结为五类，即怒、喜、思、忧、恐，这叫五志。这个五志分别对应的是五行，也就分别影响到人的五脏，那就是肝、心、脾、肺、肾。每一种情绪过于激烈，都会给对应的脏腑造成伤害。

五志对照表

五行	木	火	土	金	水
五脏	肝	心	脾	肺	肾
五志	怒	喜	思	忧	恐

◎怒发冲冠，必然伤肝

怒伤肝，怒气直接影响着肝。一个人发怒的时候，气就会往上冲。大家可能都有过一些体验，如果遇到一些非常愤怒的事情，这个时候就会感到血往上涌。所以有心脑血管方面疾病的人就一定要注意，千万不要发怒。因为怒的时候，一下子气血往上冲，就会导致很多不良的后果。《黄帝内经》中讲，肝脏是藏血的，发怒的时候直接影响肝脏，肝血、气血往上冲往上涌，这时人非常危险，有的时候就会脑出血。

“三气周瑜”是《三国演义》里面的一个故事。周瑜是吴国的大将军，才华横溢。而蜀国有一位谋士——诸葛亮，更是足智多谋。周瑜心胸狭窄，经常生气，他有句名言：“既生瑜，何生亮？”意思是既然世上已经有了我周瑜，何必再有诸葛亮？久而久之，周瑜就积劳成疾。最后一次他生气的时候，血往上涌，一命呜呼了。所以怒则伤肝、伤气血。保持遇事不怒的心态非常重要。这里向大家介绍一首《不气歌》：

他人气我我不气，我本无心他来气；

倘若生病中他计，气下病来无人替；

请来医生把病治，反说气病治非易；

气之为害大可惧，诚恐因病将命弃；

我今尝过气中味，不气不气真不气。

◎大喜伤心，乐极生悲

《黄帝内经》中说“喜则伤心”。七种情绪里面喜是一种好的情绪，怎么会伤心呢？这里的喜其实说的是大喜，过分的高兴、兴奋，而大喜过望就会影响我们的心，损伤心气。因为“喜则气缓”，大喜之后这个气就缓，缓的意思是涣，表示水一下子涣散开来。太高兴、太兴奋往往气就散掉了，而产生喜笑不休、心悸、失眠等症，严重的甚至发疯。

《儒林外史》里面有一个故事——《范进中举》。范进考举人，到50多岁还考不中，屡考屡败。最后一次在他自己都不抱任何希望的时候，却突然接到通知考中举人了，这时候他是大喜过望，结果没想到，大喜之后就疯了。为什么疯了呢？就是伤心了。因为心藏神，心主神明，心是管思维意识、神志活动的。正常的喜乐，使精神愉快，心气舒畅。可是狂喜极乐，会使人心气弛缓，精神涣散，甚至丧失神志，所以人千万不要大喜过望。

我想起陶渊明的一首诗：“纵浪大化中，不喜亦不惧。应尽便须尽，无复独多虑。”人生在天地大化中，不过呼吸之间，多么渺小，多么短暂，何必为自己的事一会儿大喜、一会儿大悲呢？海那么阔，天那么广，应该放下的就放下吧，应该尽的责任就尽吧，何必去计较个人的得失成败呢？

◎思虑过度，脾气郁结

《黄帝内经》说“思则伤脾”。思虑过度会影响脾胃，一个人多愁善感，老是在考虑问题，考虑得太多往往不思饮食，或者饮食不和，这就会影响脾胃。脾是主运化的，饮食水谷精微到了脾胃的时候靠脾胃的运化。运化就是运输、运送和消化、变化的意思。脾胃把吃进去的水谷消化成有营养作用的精微物质和无用的糟粕，并把其中的精微物质运送到全身。脾的运化功能除了运化水谷之外，还能运化水液。

美国有一家医院曾经调查了500名肠胃病患者，结果发现因情绪不好，思虑过度而得病的占到了74%，所以《黄帝内经》中说的“思则伤脾”是有道理的。《黄帝内经》还说“思者气结”，思虑过度，气就淤积在那里，脾胃又不能把它运化走，所以就容易得病。

◎忧愁悲痛，肺气失调

《黄帝内经》说“悲则气消”。一个人如果老是忧愁、悲伤，他体内的气就会耗散，气一耗散，首先会影响肺，损伤肺。

《红楼梦》里的林黛玉整天愁眉不展，悲悲切切。黛玉葬花就是典型的例子。“质本洁来还洁去，强于污淖陷渠沟。一朝春尽红颜老，花落人亡两不知！”林黛玉看到花落就很悲伤，想到的是人将会死去，于是她把花收集在篮子里，找到一块清静的地方给葬了，一边葬一边想，今天花落的时候是我葬它，等到我死了之后谁来埋葬我呢？她成天忧伤，影响了肺，所以她总是咳嗽。

◎恐惧惊悸，肾之所司

大家都听过“被吓得屁滚尿流”这句话，这是有道理的。《黄帝内经》说“恐则气下，恐则气乱”，“恐则伤肾”。恐惧的时候人的气往下走，首先影响肾，因为肾在下方。这种体验我想大家可能有过，或者听说过。比如在“非典”暴发的时候，就经常有这样的情况发生，那个时候只要人一发烧，体温上升，就被怀疑是“非典”，如临大敌。有一个人他实际没有得“非典”，但是他体温升高了，所以被送到医院里去。这个时候他非常恐慌，到医院的时候就大小便失禁了，这就是恐惧影响了肾脏。因为“肾司二便”，肾是管大小便的，肾气受损，大小便就失控了。

> 怒伤肝，喜伤心，思伤脾，忧伤肺，恐伤肾。
>
> ——《素问·阴阳应象大论》
>
> 怒则气上，喜则气缓，悲则气消，恐则气下，惊则气乱，思则气结。
>
> ——《素问·举痛论》

二、捶胸顿足，排解一切不良情绪

这里给大家介绍一种排解一切不良情绪的万能方法——捶胸顿足法。它实际上包含两部分，一是捶胸法，二是顿足法。

◎捶胸法，捶出所有的坏情绪

大家都有过大怒、狂喜、发愁或者悲伤的时候，严重时可能会下意识做一些动作，比如双手捶胸，实际上这是一个非常好的养生方法。

因为捶胸的位置大体来说就是两乳头连线中点的膻中穴附近，膻中穴是人体的气海，即全身宗气所积聚的地方。人极端情绪爆发的时候，气往往会聚在这里，捶胸实际上是在驱散积聚的浊气。经常捶打，必然有助于健康。

具体的方法：捶打的时候，两手十指交叉，合起来握空心拳，先向外伸出，然后收回，往自己的胸前捶打，直到胸口发热为止，这不仅能排解情绪，还可以延缓衰老。

大家都说人老腿先老，这句话没错。但现在科学研究发现，人老实际上是胸腺先衰老，所以要经常捶打它，每天早晚各捶打60~120次，这样就能延缓衰老。

◎顿足法，能壮胆的养生功法

顿足法适用于因恐惧而伤肾的时候。脚底是肾经的涌泉穴，用力跺跺脚，不仅能刺激涌泉穴，还能疏通腿部的肾经，一举两得，效果非常明显。

以上便是通治一切不良情绪的捶胸顿足法。每个使用过这种方法的朋友都会对我说："太灵了，实在是太灵了！"

三、一物降一物，心病找心药

有一句话叫"心病还需心药医"。捶胸顿足法能缓解不良情绪对身体造成的伤害，也就是心病，但最终完全调理好，还需要用一些"心药"。

《黄帝内经》用了大量的篇幅告诉我们解决情志问题的方法，很有意思，这些方法并不是吃什么药，而是用情志来克服情志，用一种情志来战

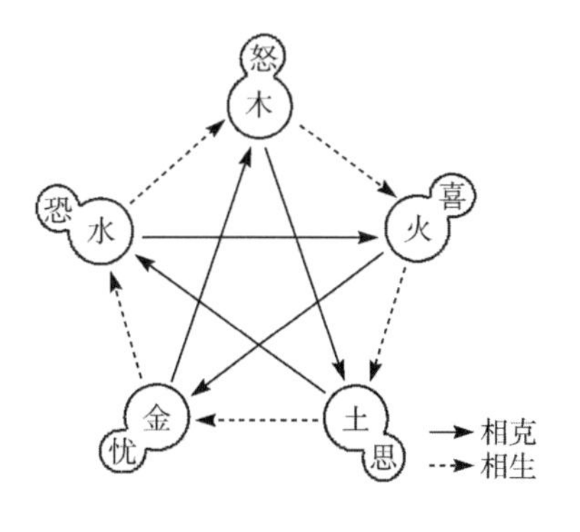

心病五行关系示意图

胜另一种不正常的情志。这种方法叫“五志相胜法”，相胜就是相克，情志、情绪之间是互相克制的。

五种情绪互相克制，就好比是五行，相生相克，一物降一物。

◎思虑过度，愤怒来治

在中国历史上有很多以愤怒对治忧思的故事。战国时期，文挚治齐王就是一个典型的心理疗法的范例。据《吕氏春秋·至忠》记载：战国时代的齐闵王因思虑过度而患病，请宋国名医文挚来诊治。文挚详细诊断后对太子说：“齐王的病只有用激怒的方法才能治好，如果我激怒了齐王，他肯定要把我杀死的。”太子听了恳求道：“只要能治好父王的病，我和母后一定保证你的生命安全。”文挚推辞不过，只得应允。当即与齐王约好看病的时间，结果第一次文挚没有来，又约第二次，第二次还是没来，再约第三次，第三次同样失约，齐王见文挚恭请不到，连续三次失约，非常恼怒，痛骂不止。过了几天文挚突然来了，连礼也不行，鞋也不脱，就上到齐王的床铺上问疾看病，并以粗野的话激怒齐王，齐王实在忍耐不住了，便起身大骂文挚，一怒一骂，思虑一泄，齐王的病也就好了。

古代神医华佗也善于用这个方法治病。华佗给人治病，经常在出其不意的时候用情绪相克的方法来治疗情志疾病。有一个郡守，由于思虑过度得了病，于是就请华佗来给他治，华佗就说了：“我可以治你的病，但是你必须给我多几倍的酬金。”那郡守一想，华佗是神医，他既然出了这个高价，就答应给他吧。哪承想，华佗收了酬金以后，不仅没有给郡守治病，反而留了一封信一走了之，信里把这个郡守给痛骂了一顿。这个郡守一看书信特别生气，一气之下就吐出很多黑血，一下子把郁积的东西全吐出来，病就好了。原来华佗是在用激怒的方法来治疗思虑过度、抑郁成疾。

《儒门事亲》记载，有一个富家妇女，由于思虑过度，两年睡不着觉，名医张子和诊脉发现她是伤脾了，因为脾主思虑。所以就和她的丈夫一起商量采用激怒她的办法，收她大量诊金，却每天在她家饮酒作乐，最后一个处方也不开就走了。结果，这个富家妇女大怒，出了一身大汗，当晚就睡得很香了。后来连续几天她都睡得很香，而且食欲大开。后来大夫一把脉，发现她的病全好了。

这三个故事说明思虑过度会导致人的行为和活动调节发生障碍，致使正气不行而气结，阴阳不交而不寐，当以愤怒激发它，逆行向上之气冲开了结聚之气，兴奋之阳因汗而泄，阴阳之气相交，失眠也就不药而愈了。

《四川医林人物》里也记述了一例用愤怒治愈抑郁的病例：有位姓王的儒生得了一种怪病，喜欢独居在暗室，不能接近亮光，偶尔出来病情就加重，看了很多有名的医生，但就是治不好。一天，名医李健昂经过此地，王家人连忙请他来诊视。李氏诊毕，并不开处方，直接要了一篇王儒生过去写的文章，故意打乱句读，高声朗诵，错误百出。王儒生大声叱问："读者谁人？"李大夫不仅不理他，反而还把声音提高。王儒生气愤至极，忘记了怕亮光的毛病，跑出来一把夺过文章，并指责李健昂："你连句读都不懂，还在这儿读这么大声？"王儒生一怒之后，郁闷得泄，病也就好了。

以愤怒对治思虑，是利用发怒时肝气升发的作用，来解除体内气机郁滞的一种疗法，它适用于长期思虑不解、气结成疾和情绪异常低沉的病症。

◎恐惧过度，思虑来治

如果一个人老觉得非常的恐惧，杯弓蛇影，那么应该怎么治呢?

《杯弓蛇影》出自《晋书·乐广传》，是说乐广有一位要好的老朋友，好久没有见面了。有一天老朋友来了，乐广用酒款待他，这位朋友举起酒杯，刚要喝酒，隐隐约约觉得杯中好像有一条蛇，可是老朋友的好意又不好推辞，于是把酒喝下去了，这一下可不得了，顿时觉得浑身不舒服。乐广很纳闷，哪儿来的蛇呢？仔细寻找，发现墙壁上有一把弓，倒映在酒里像一条蛇。乐广又倒了一杯酒给他，问他："你看看酒中还有没有东西？"老朋友一看："还有啊。"乐广于是告诉他这是墙上弓的影子，老朋友豁然意解，顿时毛病没有了。后来形成了一个成语叫杯弓蛇影，说明由恐惧引起的疾病、紧张的心理状态，可以用"深思"的方法来解除。

《黄帝内经》早就告诉我们这种方法，叫"思胜恐"，就是让恐惧的人去思考，思考引起恐惧的原因，把原因搞清楚了，恐惧自然就消失了，所以说思虑可以克制恐惧。

再举一个例子，《儒门事亲》里面记载了名医张子和有一天给一位妇女治病，妇女患的是恐惧症，看到什么都害怕，惊慌失措。张子和没有给她开药，只问她为什么恐惧。等张子和听明白后，就把她恐惧的原因一个一个给她分析出来。明白了原因之后这位妇女就不恐惧了。

这种故事还有很多，我们现代人也经常遇到这样的问题，有时也会非常恐惧。其实所有的恐惧都是有原因的。按照佛家的话来说，一切都是“因缘而生”，有因必有果。治病一定要找到原因，其实西方也用这种治疗方法。比如弗洛伊德在治疗心理疾病的时候，大多采用精神分析的方法，就是分析你小时候受过什么伤害，有过什么情结。当然，弗洛伊德的精神分析范围稍微窄了一些，基本上都是归结到性的问题上，比如分析一个人小的时候，是不是有性压抑，是不是有恋父情结或者恋母情结，进而用这种方法来治疗心理疾病、精神疾病。

以思治恐，主要是通过“思则气结”来收敛涣散的神气，使病人主动地排解某些不良情绪，以达到康复的目的。

◎大喜过望，惊恐来治

如果一个人大喜过望，伤心了，喜得气血上涌，用什么办法来治疗呢？《黄帝内经》中说可以用使其恐惧的办法来治，叫“恐胜喜”。前面我们讲了范进中举的故事，范进中举以后大喜伤心，神志不清了。后来是怎么好的呢？就是靠了他的丈人打了他一个嘴巴给治好的。他丈人叫胡屠户，是一个杀猪的。这个胡屠户在范进中举之前一点也瞧不起这个女婿，看这个女婿左也不是、右也不是，就是因为他老考不中。现在范进中举了，顿时胡屠户看这个女婿什么都好了。开始他根本不敢打范进，别人说，你要不打他，他就永远发疯了，永远做不了举人了。这时候胡屠户鼓起勇气，对着范进一个耳光打过去，打得范进眼冒金星，这一下把范进打醒了，范进的疯癫就好了。这就叫“恐胜喜”。

《洄溪医书》里也记载了一例喜病恐胜之例：有一位新科状元，告假返乡，途中突然病倒，便请来一位医生诊视。医生看后说：“你的病治不好了，七天内就要死，快赶路吧，抓紧点时间可以回到家中。”新状元垂头丧气，日夜兼程赶回家中，七天后安然无恙。其仆人进来说：“那位医生有一封信，要我到家后交给您。”只见信中写道：“你考中状元后，过度的兴奋伤了身体，不是吃什么药能治好的，所以我吓了你一下，其实是治病的，现在已经好了吧。”

这种方法又叫惊恐疗法，适用于神情兴奋、狂躁的病症。这几个故事说明喜伤心者，可以恐解之。为什么呢？《吴医汇讲》解释说：人体之气必须平顺，适中、适度，不及和太过都会得病。心藏神，神有余则笑不休。笑不休说明喜乐太过。“有放心而不知求其心”，所藏之神也就涣散了。至于恐能胜喜，是因为喜为心志，恐为肾志，水能制火，符合水火既济之道。人在喜极的时候，突然遇到恐惧之事，莫不反喜为忧。“喜之情缓于恐，而恐之情急于喜”，可见水火克制和人情志相胜的道理实在是完全吻合的。

◎忧愁悲伤，喜可以疗

如果一个人忧愁悲伤，那么首先会影响肺。肺受伤，可以采用喜的办法让他高兴，高兴了之后自然就不忧伤了。这种方法又称“笑疗”，对于那些因神伤而表现得抑郁、低沉的种种病症，效果都不错。这一点大家都明白，问题就在于怎么才能让忧伤的患者高兴起来，对此，古代的名医有很多办法。

清代有位巡按大人，抑郁寡欢，成天愁眉苦脸，影响了肺，导致气喘、气逆，便请了一个名医给他诊病。名医一问是整天忧伤造成的，就先给他把脉，把完脉之后，沉思冥想了半天，最后说："从你脉象上看，你是月经不调。我给你开一个调理月经的秘方，你吃了保证七天就好了。"然后给他开了一个处方就走了。巡按听了这话，先是一愣，等缓过神来，嗤之以鼻，大笑不止。连连说道，我堂堂男子怎么可能月经不调？真是荒唐到了极点。从此，每回忆这件事，就大笑一番，乐而不止。不久他的忧伤病就治好了。这个故事被《医苑典故趣拾》收录。

金元四大家之一的朱丹溪，有一次给一个秀才看病。这个秀才是一个年轻人，他的老婆刚刚去世，他感到很悲伤，成天哭哭啼啼，精神萎靡不振。他求尽名医，用尽名药也没有效果。朱丹溪认真的为他诊脉，之后沉思了半天，告诉这个秀才，你有喜脉，你怀孕了，看样子恐怕已经有几个月了。朱丹溪诊脉之后还说恭喜恭喜，然后就走了。这个秀才一听就乐了，捧腹大笑，说："什么名医，这么大名鼎鼎的医生，男女都不分，连我是男的都不知道，我是男人怎么能怀孕？庸医也！"后来一想到这事就忍不住笑，还把这件事作为奇谈笑料告诉别人，与众人同乐。这么一来，他食欲增加了，心情开朗了，不久忧伤也就消散了。后来，朱丹溪才告诉他这是以喜乐制胜悲忧的疗法。

◎愤怒过度，忧愁来治

一个人如果愤怒伤肝了怎么办？可以用忧愁来治疗。这叫忧则胜怒。

古代曾经有一个贵人，他脾气暴躁，动不动就发怒，最后影响到眼睛，患上了白内障。医生一看，发现是多怒、脾气暴躁引起的，就采用一种情绪调理的办法。这个医生诊断之后说，你眼睛有白内障这并不要紧，很好治，最要命的病其实是在你的右腿上，你的右腿长了一个东西，这个东西很难治。过不了几个月，你的右腿就要烂掉了。这贵人一想情况这么严重，就开始担忧了，一天到晚担心自己的腿。本来是脾气很暴躁的他，现在整天都担心腿坏掉。渐渐地，他的暴躁的脾气就没有了，暴怒的情绪被压抑住了，心境平和下来。这样过不了几个月，他的白内障也渐渐好了。其实他的腿上并没有长东西，医生是要用忧伤转移他的怒气。

《黄帝内经》情志对治的方法其实是采用了五行相克的原理，当然使用的时候不必太拘泥。往往一种情志太过，可以采用相对的多种情志来治疗。朱丹溪就说过，如果一个人因喜伤心了，那么既可以用恐惧来克制它，也可以用愤怒来缓解它。

这里还要说明一点，在运用“以情胜情”疗法治疗情志因素所导致的疾病时，一定要注意刺激的强度，用于治疗的情志刺激要超过、压倒致病的情志因素。有时候可以采用突然的强大刺激，有时候则需要采用持续不断强化的刺激，否则就达不到以情胜情的治疗目的。

四、学会移情的方法

◎从神秘的“祝由”说起

《黄帝内经》里面还有很多方法能够排解人们的不良情绪，比如古代有一种巫师掌握的方法叫作“祝由”，就是用来“移精变气”的。《黄帝内经》有一篇叫《移精变气论》，也是专门讲转移精神改变精气的。

“祝由”究竟是一种什么样的治疗方法，历来说法不一。一般认为就是“祝说病由”，“祝”就是说，“由”就是疾病的缘由。也有人说“祝”是祈祷，“由”是忏悔，就是用祈祷和忏悔来使心灵清净，罪业消除，百病自除。其实从古代音韵学上考证就会发现，“祝由”两个字连起来读就是“咒”，也就是说“咒”是“祝由”的合音字。可见祝由是一种念咒语的方法，不用药物、针灸，只需要巫师用语言——咒语就可以治病，祝祷鬼神消灾免难，解除病人的疾病痛苦。

“祝由”是一个非常复杂的问题，有人说它是封建迷信。这里不作讨论，我只是要说一点，“祝由”要求施术者和患者双方都要敛神静心，消除杂念，做到相互神气交流，可见其特别注重精神的作用。

“病由心生”，心病最好是用心药、心法来治。所以后来“祝由”的概念逐渐推广，除了禁法、咒法、祝法、符法以外，还包括暗示疗法、心理疗法、催眠疗法、音乐疗法等。

我们今天要重视的是古代或民间那些能起到“移精变气”作用的

心理疗法、精神疗法。移精变气法是在中医“形神一体”的观念指导下，通过“治神以动其形”而产生积极的康复治疗效应。因此，凡能移情易性的各种方法都可根据病情和心理变化而灵活运用。一般常用的方法可分为精神转移和情志导引两大类。在日常生活中学会转移和分散不良的情绪，就能缓解心理压力，消除不良情绪引起的气机紊乱、身体疾病，所以希望人人都能掌握情志调节的方法。

可能大家看了情志对治、祝由治病的方法之后，会觉得这些好像都是讲治病的，与养生无关。其实不然，这些方法不仅医生可以用，自己在家也可以用。

下面介绍一些比较简便的移精变气方法，也可以叫移情易性法或精神转移法。就是将精神意识活动从内心困扰的焦点上转移、分散到其他方面去，缓解或消除由此而引起的病理性改变。

一般来说，如果一个人身患重病，或者一些性格内向的人患了病，就总会把注意力集中在自身的疾病上面，害怕疾病进一步恶化，猜疑身患绝症而忧心忡忡，或因久治不愈而丧失信心，有的甚至失去活下去的勇气等。怕这怕那，怕病情变坏，怕不易治愈，怕因病影响工作、劳动、学习和生活，整天胡思乱想，陷入苦闷、烦恼和忧愁之中，甚至紧张、恐惧。在这种情况下，要分散病人对疾病的注意力，使思虑焦点从病痛转移到其他地方；或者改变周围环境，避免患者与不良刺激接触。

另外还有一种情况，不是因为疾病，而是因为突然遭遇变故，受到刺激、打击，比如意外灾祸、亲友亡故、事业挫折、情场失意、投资失败等。很多人总是把思虑焦点集中在这些上面，无法考虑其他问题，导致情志抑郁而难以自拔。这个时候如果不能分散其注意力，改变消极的情感指向，那么它们就会成为某些疾病的主要诱因。这个时候用药物治疗恐怕不会有什么大的效果，需要通过一定的方法和措施改变人的情绪和意志，以摆脱不良情绪的困扰。

“移情易性”“精神转移”的方法很多，每一个人要根据自己不同的心理、环境和条件，采取不同的措施，灵活运用。这里介绍几种方法。

◎音乐移情法

从某种意义上说，音乐是一位高明的治疗师。古人说，“乐者，心之动”“乐者，德之华”。音乐不仅是一种旋律，也是一种心境，是治疗心病的良方。音乐以独特的形式反映了宇宙世界，也反映了人类的心灵世界。它可以直达人的心灵，拨动人的神经，广泛而深刻地影响着人的身心，所以具有独特的养生和治疗的功能。

音乐具有极强的感染力，不同旋律、节奏、调性和力度的乐曲对人的精神状态有着不同的影响，并可产生相应的移情易性作用。美妙的音乐，通过听觉器官传入人体，产生微妙的同步共振，与此同时，音乐的频率、音量、节奏在传入听觉中枢神经后，常常与人体内生理频率和节奏产生共鸣反应，从而调节身体各方面机能，加强新陈代谢以及激发人体潜能，使身体的某些部位由静态转入动态，达到和谐、保健的效果。

现代有很多专家研究音乐治病、养生的原理，发现音乐有调摄五脏六腑、安神定气的功效。它的主要原理就是通过五音的声波能量使人体的神经肌肉放松，增加人体内的红细胞以输送氧气，增强白细胞与免疫细胞的作用，从而达到提升人体免疫力，抵御和治疗一些疾病的作用。

其实早在《礼记·乐记》等古代典籍中就指出，当听到微细蹙涩、萧索低沉的乐曲时，人们会产生忧思悲伤的情感；当听到舒缓明快、华丽多彩、节奏鲜明的乐曲时，会产生安详欢愉的情感；当听到雄壮嘹亮而充满激情的乐曲时，会激励出刚毅振奋的情感；当听到庄严肃穆的乐曲时，又会产生严肃崇敬的情感；当听到柔和舒缓而亲切的旋律时，会产生慈爱之心；当听到急速散乱、乖僻不正的乐曲时，则会诱发淫乱之情等等。所以，音乐不仅对人的情感产生潜移默化的移情作用，还可通过其易性作用而陶冶性情并改变人们的行为方式，最终达到养生的目的。

不同的音调与人体不同的脏腑相对应。《黄帝内经》提到“五音通五脏”的原理，它将角、徵、宫、商、羽五音分别与肝、心、脾、肺、肾五脏，怒、喜、思、忧、恐五志，木、火、土、金、水五行联系在一起，构成了中医颇具特色的音乐怡情疗法。在《左传》《国语》《管子》等先秦典籍中都可以看到五音与阴阳五行的关系。

中国传统音乐中的宫、商、角、徵、羽五音，相当于现在的1（do）、2（re）、3（mi）、5（so）、6（1a）。脾对应宫，其声漫而缓；肺对应商，其声促以清；肝对应角，其声呼以长；心对应徵，其声雄以明；肾对应羽，其声沉以细。

五音对应表

五音	角	徵	宫	商	羽
五行	木	火	土	金	水
五脏	肝	心	脾	肺	肾
五志	怒	喜	思	忧	恐

《黄帝内经》说："天有五音，人有五藏；天有六律，人有六腑。"又说："角为木音通于肝，徵为火音通于心，宫为土音通于脾，商为金音通于肺，羽为水音通于肾。"它说明了五音、五脏和气的五种运动方式的内在联系。

以1（do）为主音的宫调式音乐，属土主化。土性敦厚，可化生万物，脾属土，故脾具有运化水谷，吸收营养，供养全身的功能，象征着长夏。欣赏宫调式音乐，可促进全身气机的平稳，调节脾胃升降，平和气血，助人入静。宫为脾之音，过思伤脾，可用宫音之亢奋使之愤怒，以治过思。

以2（re）为主音的商调式音乐，属金主收。金性清肃、收敛，肺属金，故肺有肃降的功能，象征着秋季。欣赏商调式音乐，可促进全身气机的内收，调节肺气的宣发和肃降，有聚气贮能、宁心静脑的功效。商为肺之音，过忧伤肺，可用商音的欢快使之高兴，以治过忧。

以3（mi）为主音的角调式音乐，属木主生。木性喜条达，有生发的特性，象征着春季。欣赏角调式音乐，可促进全身气机展放，养肝畅气，疏通经脉，提神醒脑。角为肝之音，过怒伤肝，可用角音的悲伤哀痛使之息怒，以治过怒。

以5（so）为主音的徵调式音乐，属火主长。火性温热，其性炎上，心属火，故心阳具有温煦的功能，象征着夏季。欣赏徵调式音乐，可促进全身气机的升提，调节心脏功能，有助于气血运行。徵为心之音，过喜伤心，可用徵音的恐惧治疗过喜。

以6（la）为主音的羽调式音乐，属水主藏。水性润下，有寒润、下行、闭藏的特性，肾属水，故肾有主闭藏，主水的功能，象征着冬季。欣赏羽调式音乐，可促进全身气机下降，调节肾与膀胱的功能，有利于贮存能量、镇定安神。羽为肾之音，过恐伤肾，可用羽音的冥思来治疗。

这是说用本脏对应的五音调养治疗本脏病，当然我们还可以根据五行生克的规律，用其他音来调节、治疗本脏的病。一般来说，宫调式和徵调式音乐色彩明亮，具有健脾、养心的作用；羽调式和角调式音乐色彩较暗淡，具有补肾、舒肝的作用；商调式音乐色彩介乎明暗之间，可使人感到欣慰而有清肺之功效。因此根据不同的病情，依据五行学说选用适当的音乐可获得较好的养生效果。还可根据中医“虚则补其母，实则泻其子”的原则，选用不同类型音乐的音量强弱。一般来说，弱音量主补，强音量主泻。

可能你会觉得这样选择五音音乐太复杂。我们也可以简单一些，一般情况下可以选择自己平常所喜欢的曲调，根据所喜欢的曲调选择合适的曲目，也能达到移情养生的目的。关键是我们要沉浸在乐曲的意境之中，使身心获得最大限度的松弛和恬愉。吴师机在《理瀹骈文》中说：“七情之病者，看书解闷，听曲消愁，有胜于服药者矣。”在烦闷不安、情绪不佳时，听一听音乐，欣赏一下戏剧，观赏一场幽默的相声或哑剧。总之，想办法乐得捧腹，精神振奋，紧张和苦闷的情绪也会随之消散。

此外，还可以自己歌唱或吟诵、哼唱，最好是大声歌唱一些轻快活泼、优美动听的歌曲。歌唱或吟诵的时候要全身心投入，只有声情并茂，全身心投入歌曲、诗词的意境之中，才能移情忘我，消除烦恼及紧张情绪，达到心情舒畅，改善身心状态，促进慢性病的康复的目的。在歌唱时，要调整气息，气沉丹田，最好是腹式呼吸，这样不但能增强呼吸功能，而且通过胸膈、腹肌的运动对内脏起到类似按摩的作用，能够改善和增强内脏的生理功能，从而取得养生康复的效果。

◎琴棋书画移情法

琴、棋、书、画，古称“四大技艺”，是我国传统文化中的瑰宝，也是陶冶情操、使人心情舒畅、促进人心理健康的养生手段。

古代的文人雅士都要操习琴棋书画。对今天的老百姓而言，重点不是去提高琴棋书画的艺术水平，更不是为了征服和占有，而是要通过这些活动，排解愁绪、寄托情怀、舒畅气机、怡养心神，从而使心情愉快，精神振作，乐而忘忧，最终战胜疾病。推而广之，只要是有益于身心健康的所有文体活动，比如垂钓、游览、赋诗等，同样也能陶冶性情、转移精神，有利于养生和疾病的康复。

古琴，大约3000年以前就有了。抚琴能够激起对生活的热爱，激发人生的情趣和丰富的感情，开阔心境，陶冶性情，对于孤独、易怒以及抑郁的人有很大益处。长时间抚琴自娱，还能改变气质，形成豁达乐观向上的人生观。

棋，在我国历史悠久。下棋常给人带来乐趣，闲静处两人饮茶对弈，那全神贯注的深思、怡然自得的微笑，对于身心调适，更是别具功效。无论是对弈者一着妙棋带来的欣喜，还是旁观者兴致勃勃的助战，都是那样津津有味，余味无穷。而下围棋的乐趣又别有韵味，棋子两色，一黑一白。黑色为阴，白色为阳。棋盘列阵，阴阳互动，此消彼长，所求在一个和合，在于怡情悦性，不在你死我活的拼杀。下棋不仅能给人以高雅的艺术享受，还可以使人解除烦恼忧愁，缓解紧张情绪，对身心健康大大有益。当然，下棋主要是娱乐，调剂生活，舒畅心怀，不要把胜负看得太重，否则反而会加大自己的心理压力。

书法、绘画，更是移情养生的有益方法。书画家往往多健康长寿，就是一个很好的证明。如近现代著名画家齐白石、刘海粟，书法家苏局仙、启功等，大多是活到90岁以上的高龄，还有不少是百岁老人。

练习书法时，观摩碑帖，揣其神韵，可以培养审美趣味，得到艺术享受，陶冶性情，静心养性。一般来说，写字、作画时可以使人进入神情专注的境界。要作画就必须观察大自然，那生机勃勃的花木鱼草，锦绣如茵的自然美景，会使人心旷神怡。观察和接触大自然，呼吸新鲜空气，既可以大开眼界，也让胸襟更加宽阔。书画能陶冶情操，舒畅胸怀，使人神清气爽。

练书法不但是一种艺术追求，而且可以说是一种气功锻炼。练书法时讲求姿势和动作，头部端正，双肩平齐，胸张背曲，悬腕摇动；讲究意念，讲究平心静气、全神贯注，讲究呼吸运气。练小楷可以使人平心静气，写狂草可以使人轻松、欢快、自由。

琴、棋、书、画等兴趣爱好，一方面能使人保持乐观情绪，心情舒畅，有益健康长寿；另一方面还能起到积极的辅助治疗作用。

◎导引运动移情法

这种方法主要通过呼吸吐纳锻炼，再配合一些动作来引导和控制精神心理活动，达到移精变气的治疗目的。

养生名家陶弘景在《养性延命录》中提出的呼吸吐纳“六字诀”方法，可以宣泄不良情绪：吹以去热，呼以去风，唏以去烦，呵以下气，嘘以散滞，呬以解极。实践证明，默念吹、呼、唏、呵、嘘、呬六字吐纳行气，的确能排遣紧张、焦虑、忧郁、愤恨等情绪，消散脏腑的滞气、浊气，使精神舒畅松弛。不仅能缓解各种境遇性因素引起的应激情绪，还可防治忧郁症、神经官能症、癔症及某些功能性、器质性疾病。

运动锻炼也是一种移情养生的好方法。太极拳、八段锦、五禽戏、静坐冥想，都是古人给我们留下来的珍宝，不仅有助于锻炼身体，增强体魄，而且能磨炼耐心和韧性，增强自我约束和控制能力。尤其是在情绪激动或与别人争吵时，最好是转移一下注意力，参加体育锻炼或适当的体力劳动，如打球、散步、打太极拳、做家务等，用肌肉的紧张去消除精神的紧张。

移情易性的方法还有很多，凡是能够吸引、转移、分散消极精神心理情绪的方法都可以运用。对每一个人而言，无论哪一种方法都不是一蹴而就的，只有持之以恒，有克服不良心理倾向的信念和决心，才能克服消极情绪，达到身心健康。

五、情绪来了，疏还是堵

◎怒气必须要克制

我们总说人是有七情六欲的，按照《中庸》的说法："喜怒哀乐之未发谓之中，发而皆中节谓之和。"喜怒哀乐这些情绪可以藏在心里，但是老藏在心里，也会引起情志身体上的毛病。所以要适当、合理地发泄出来，但是要有一定的度。这是指情绪的宣泄要有一定的节度。比如说发怒了，怒气长期压抑在心中，肯定会影响身体，首先会影响肝，所以必须要发泄出来，可是发泄并不是去打人，打人就超出这个度了。

《黄帝内经》介绍了一种克制情绪的方法叫"内守法"。"精神内守，病安从来？"当然这个内守主要是守精神，但是情绪也是可以内守的。后来的制怒、戒斗等可以看成是一种情绪的内守。

大家都知道，愤怒是一种常见的消极情绪，对人体健康危害极大。不仅能伤肝脏，还伤心、伤胃、伤脑等，从而导致多种疾病。所以林则徐把"制怒"作为自己的座右铭，是很有道理的。

制怒的前提是遇事一定要冷静，因为怒常常是不能冷静思考的结果。只有冷静，才能思考，想出对策，圆满解决问题。

◎快乐越分享越多，痛苦越分担越少

有位哲人说，人生是一根烦恼串起来的项链。古人曾说：“不如人意常八九，如人之意一二分。”一般来说，人的一生中处于逆境的时间大大多于处于顺境的时间。那么，心情不愉快，又难以自我排遣的时候，应该怎么办呢？

《黄帝内经》提出“郁则发之”，就是忧郁、悲伤等郁积的消极情绪要让它发泄出来。当情绪不佳时，千万不要自寻苦恼，把痛苦、忧伤闷在心里，一定要发泄出来，痛痛快快地大哭一场，让眼泪尽情地流出来。现代研究发现，因感情变化流出的眼泪中含有两种神经传导物质，这两种传导物质随眼泪排出体外后，可缓和悲伤者的紧张情绪，减轻痛苦和消除忧虑。美国圣保罗市精神病学研究室主任威廉·弗列做了个有趣的实验，在接受实验的200名男女中，有85％的女性和73％的男性在痛快地哭泣之后，自我感觉都比哭之前好得多，而且健康状况也有改善。事实证明，这种开导、疏泄的方法可使人从苦恼、郁结的消极心理中解脱出来，可以很快地恢复心理平衡。

> 人之情，莫不恶死而乐生，告之以其败，语之以其善，导之以其所便，开之以其所苦，虽有无道之人，恶有不听者乎？
>
> ——《灵枢·师传》

现代研究表明，结肠炎、消化性溃疡病、过敏性结肠炎、忧郁症、神经衰弱、失眠和一般胃疼等都与情绪压抑有关。男子患消化性溃疡病多于女性，其原因之一就是男儿有泪不轻弹。所以说，当你想哭时，不必压抑自己，大可使泪水流淌。当然，也不要过悲久哭，要防止大悲伤肺。

一个人在生活中受到了挫折，甚至遭到不幸，可找自己的知心朋友、亲人倾诉苦衷，或向亲朋好友写书信诉说苦闷，以便从亲人、朋友的开导、劝告、同情和安慰中得到力量和支持。当有朋友向你诉说心中苦闷的时候，你要及时对他进行劝慰和开导，要转移他的情绪或思虑的目标，鼓励他投身到平日喜欢的活动中去，帮助他调整生活目标和行为方式，甚至暂时脱离或改变其工作、生活环境，以重建心理平衡。

俗话说："快乐有人分享，是更大的快乐；痛苦有人分担，就可以减轻痛苦。"的确，快乐是越分享越多的，痛苦是越分担越少的。

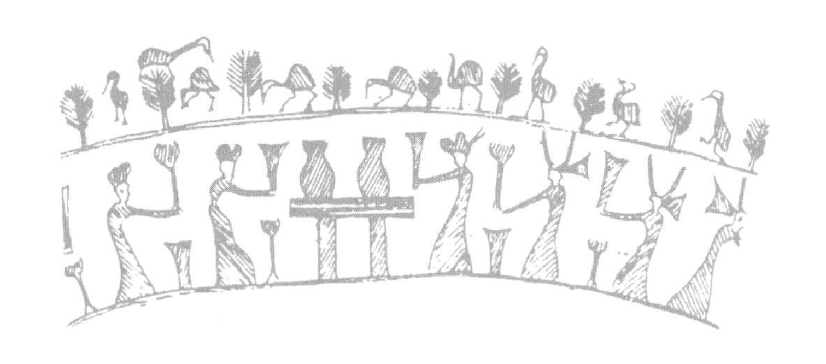

第四章

知道这些数字，你就能长寿

——《黄帝内经》中的阶段养生

●在生命的不同阶段，养生有不同的侧重点

●男女有别，养生也是如此

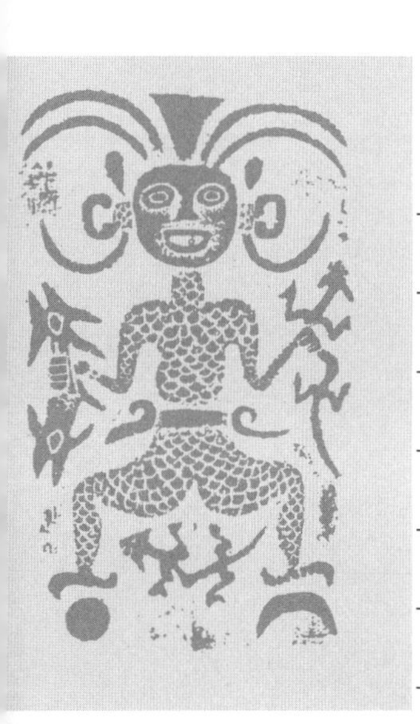

春有百花秋有月，夏有凉风冬有雪。

若无闲事在心头，便是人生好时节。

这首宋代有名的禅诗，看上去是写一年四季景色的，其实是写人生各阶段的心境的。如果心态平和，没有是非，那么人生每一个阶段都是美丽的。

一年可以分成春、夏、秋、冬四个季节，那人的生命可以分成多少个阶段？

在生命的每一个阶段，人的精气神是不是都一样？

人在年老的时候，还能不能保持“天真”，保持旺盛的精力？

在《黄帝内经》中，黄帝和岐伯展开了一场精彩的对话，岐伯对此做了非常绝妙的回答。

一、看似矛盾的《黄帝内经》生命周期

在日常生活中，有人会觉得自己的体力、情绪或智力一时很好，一时又很差，这是什么原因呢？现代科学家研究发现，生物体内存在着生物钟，它自动调节和控制人的行为和活动。人从诞生之日起，直至生命终结，他自身的体力、情绪和智力都存在着由强至弱、由弱至强的周期性起伏变化。人们把这种现象称作生物节律或生物节奏、生命节律等。这里所谈的体力、情绪和智力“三节律”，其实只是人体生物节律的一个部分，其他如人在一天24小时内感官敏锐程度、体温、血压等有规律的周期性变化，也是人体生物节律的一部分。

早在2000多年以前，我们的古圣先贤就发现了人体一生的生命周期。西方科学家只是发现体力、情绪和智力的节律周期，《黄帝内经》则发现了人一生五脏气血的盛衰和生命力、生殖力盛衰的周期。

关于生命周期，《黄帝内经》提出两种观点，一种是以“十年”为一个周期，另一种是以“七年”（女）和“八年”（男）为一个周期。这两种周期表面上看好像不统一，有矛盾，实际上是从不同的角度区分人生的阶段。

10岁，是从五脏六腑气血的盛衰观察出来的人的生命周期。

7岁、8岁，是从肾气和天癸的盛衰观察出来的人的生命周期。

二、人体的“十年计划”

《灵枢·天年》中，以10岁为一个周期将人的一生划分为十个阶段。

10岁时，五脏（心、肝、脾、胃、肾）之气已经稳定了。血气、血脉都畅通了，气血也流动了，这流动之气主要活动在人体的下部，所以10岁小孩子的特征是“好走”。这个“走”不是现代汉语当中的走，而是小跑的意思。

20岁是人生第二个阶段，此时血气开始强盛，肌肉开始长得结实了，这个阶段的人“好趋”。“趋”是快步走的意思，要比小跑慢一些。从10~20岁的动作由小跑到快步走的转变过程，可以看出生理的变化，精气神的变化。

30岁时，“五脏大定”，五脏之气更加稳定，肌肉也更丰满，血脉也更旺盛，所以就“好步”。这个“步”是行走，喜欢行走了，比“好趋”更慢了一些。

40岁时，五脏六腑十二经脉气血都更加强盛了。强盛到了极点，也就开始衰落了。这时皮肤开始疏松，脸面的光泽开始减退，头发也开始斑白。虽然这个阶段走路的时候还比较平稳，没到摇晃的地步，但已经是“好坐”，不喜欢走动了。这表示人体开始衰老。

从小跑到快步走，然后到普通的行走，直至喜欢坐，这整个过程是一个慢慢衰老的过程。

50岁时，五脏就开始衰落了，先是肝气衰落，肝脏功能下降；

所谓“肝胆相照”，接着胆气也慢慢地减少；眼睛跟肝脏是有关系的，肝开窍于目，因此眼睛开始看不清楚。

60岁时，心开始衰落，心气不足了，所以经常担忧、悲伤；血气也开始松懈、外散，所以人就“好卧”了。

70岁时，脾气开始虚弱，皮肤变得松弛，皱纹爬上脸颊。

80岁时，肺气开始衰落，魄开始离散。因为肺是藏魄的，所以80岁的人就会经常说错话。

90岁时，肾气衰竭了，先天之本一亏，其他四脏的经脉也随之空虚了。

到100岁时，五脏气血全都虚弱了，这个时候虽然看上去形体还在，但实际上神气已经离去。

◎“十年计划”不是凭空想出来的

以“十年”为生命的一个周期，是以五脏气血的盛衰来划分的。从动作上看，一开始10岁的时候是小跑，到后来是快走，然后是慢慢地走，接着喜欢坐，到最后喜欢睡了。

而50岁以后，进入衰落期，从五脏六腑功能衰落的顺序来看，是按肝、心、脾、肺、肾顺序衰落的。这个顺序刚好是五行相生的顺序。

人体生命周期、脏腑衰落过程不但与五行有非常密切的关系，而且反映了天人合一的生长和衰落的周期规律，是非常有意思的。它不但是生命过程的写照，还体现了中国哲学的博大精深的含义。我们的先祖们早就发现地球上的事物都是从下往上长的，《周易》

六十四卦都是从下往上长的，《黄帝内经》说人50岁以前的成长也是从下往上长的，气血由下往上，表现为小跑、快走、慢走、好坐、好卧。50岁以后，人体的衰落又是按照五行相生的次序逐渐衰落的。

这让我想起古希腊神话传说——斯芬克斯之谜。斯芬克斯是一个怪兽，长的是人的头，狮子的身子。怪兽给大家出了一个谜语，谁猜中了，就把谁放走；如果猜不中，就要死。谜语是这样的："什么东西早晨是四条腿，中午是两条腿，到晚上又是三条腿？"众人都猜不出来，都被处死了。最后俄狄浦斯王回答出来了，他的答案就是"人"。人小的时候四条腿，因为在地上爬；到后来两条腿，可以站起来走了；年老的时候三条腿，多了一根拐杖。

这个传说也是从人的行为、动作上来区分人生命的各个阶段，但是区分得比较粗，而《黄帝内经》中岐伯把人走路分得很细，从中发现生命的周期，人走路的形态、动作的快慢和敏捷度其实都反映了人的五脏六腑气血的盛衰，也就是精气神在各个阶段的盛衰。

人生十岁，五脏始定，血气已通，其气在下，故好走；二十岁，血气始盛肌肉方长，故好趋；三十岁，五脏大定，肌肉坚固，血脉盛满，故好步；四十岁，五脏六腑十二经脉，皆大盛以平定，腠理始疏，荣华颓落，发颇斑白，平盛不摇，故好坐；五十岁，肝气始衰，肝叶始薄，胆汁始减，目始不明；六十岁，心气始衰，若忧悲，血气懈惰，故好卧；七十岁，脾气虚，皮肤枯；八十岁，肺气衰，魄离，故言善误；九十岁，肾气焦，四脏经脉空虚；百岁，五脏皆虚，神气皆去，形骸独居而终矣。

——《灵枢·天年》

◎孔子："十年计划"的忠实实践者

《论语》记载了孔子的一生："吾十有五而志于学，三十而立，四十而不惑，五十而知天命，六十而耳顺，七十而从心所欲，不逾矩。"73岁孔子去世。在孔子的一生中，基本上是以十岁为人生的一个阶段。

我们从人体气血盛衰的角度来分析，这也反映了孔子一生身体、心灵的变化过程，其实正是我们所有人的身心演变过程。不同的生命阶段、生命周期应该怎样养生呢？让我们看一看孔子是怎么说的。

孔子提出了人生"三戒"："君子有三戒：少之时，血气未定，戒之在色；及其壮也，血气方刚，戒之在斗；及其老也，血气既衰，戒之在得。"

这是孔子根据人生三个阶段不同的身体气血特点提出的养生基本原则。

少年时，血气还没有平稳，要戒色，也就是要戒房事。这个阶段的养生重点在于保精。

壮年时，血气方刚，要戒斗，不要争强好胜，不要动不动就发怒，因为发怒容易伤肝，所以壮年以后要注意养肝。按照《黄帝内经》的说法，中年五脏气血衰落就是从肝开始的。

老年时，血气开始衰落，要戒贪，就是要控制心里的欲望，要注重养心。《黄帝内经》说，60岁心气开始衰落。

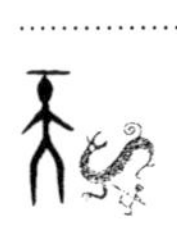

三、黄帝发现的人体节律：女七男八

◎天癸：生命强盛、繁衍的原动力

岐伯在《素问·上古天真论》中，提出了生命的另一种周期，这种周期很有意思，是把男人和女人区分开来的。这种周期区分的依据就是“肾气”和“天癸”。“肾气”是先天之本，是生命的原动力。“天癸”是什么呢？“天癸”是《黄帝内经》提出的一个重要概念。

天癸是一种非常有意思的东西，“天癸”的“天”意思是先天的、天然的，也是第一位的。“癸”字，在甲骨文当中写作“X”，像四面八方的水聚集在中央的形状。“癸”在天干当中是最后一个，和排在第九的“壬”都是属水的，意思是呈现水的形状。

中国古代圣贤说“天一生水”，“一曰水”。水是第一位的，是生命之源。古希腊的第一个哲学命题也是“水为万物的本原”。

《黄帝内经》认为人体五脏中肾为水，肾为先天之本，是生命的基础。“天癸”就是从先天肾精当中产生的，是肾气充足到一定程度的产物，是具有生殖能力的一种物质。这种物质像水一样，从四面八方聚集在中央，表示水的充盈、精气的旺盛。有了“天癸”这种物质就可以使人生孩子。所以“天癸”是主导人生殖的一种物质，没有天癸，人就不能生孩子。

◎女子以“七岁”为一周期

先说女子，女子是以“七岁”为一个周期的。

> 女子七岁肾气盛，齿更发长。
>
> 二七而天癸至，任脉通，太冲脉盛，月事以时下，故有子。
>
> 三七肾气平均，故真牙生而长极。
>
> 四七筋骨坚，发长极，身体盛壮。
>
> 五七阳明脉衰，面始焦，发始堕。
>
> 六七三阳脉衰于上，面皆焦，发始白。
>
> 七七任脉虚，太冲脉衰少，天癸竭，地道不通，故形坏而无子也。
>
> ——《素问·上古天真论》

“一七”：7岁时，肾气开始旺盛，牙齿开始更换，头发开始生长。

“二七”：14岁时，因为有了“天癸”，所以这个时候开始能生孩子。“天癸”一般是在14岁的时候出现，好多人就想问是不是月经就是“天癸”，当然不是。月经只是“天癸至”的一种表现形式，它本身不是“天癸”。“天癸”是一种主宰生殖能力的物质，而月经只是排泄掉的废血。这个时候“月事以时下”，“月事”就是月经，月经按时而下，每个月都要来。

此时“任脉通”，任脉是人体正中、正前方的一条经脉，与后背正中的督脉合成任督二脉。这个“任”字，可以通“女”字旁的“妊”字，主宰怀孕。

“太冲脉盛”，在七经八脉里面有一条经脉叫冲脉，也就是这里说的太冲脉，这条脉很重要，它是十二经脉之海。冲脉从少腹内起于肾下，出于气街，进入胞中（女子的子宫，男子的精室）；从那里出来，沿着大腿内侧的根部，然后往上行，与肾经合在一起，往上走；经过肚脐两旁，上到胸部就发散开来，其中一支绕到嘴唇。同时，气往上行到胸部的时候，女子的第二性征就凸显出来，乳房隆起；气继续往上行绕嘴唇一周，男子的胡子长出来。所以男女性征都跟太冲脉的盛衰有关系。太冲脉与肾经有一段相连，所以也主管人生的生殖。女子一般是14岁的时候太冲脉旺盛，此时就能生孩子了。

“三七”：21岁时，肾气开始平衡、平稳了。因此“真牙生而长极”，这个“真牙”就是俗称的智齿，智齿生出来，表明身体已长到了极点，也就是到21岁的时候，女子快要长到头了。

“四七”：28岁时，女子的筋骨坚强了。《黄帝内经》说，肝主筋，肾主骨，所以筋骨坚强的意思是肝气和肾气达到强盛状态。还表现为头发长到极点，身体也最强壮。

“五七”：35岁时，“阳明脉衰”，足阳明是胃经，手阳明是大肠经，这两条经脉循行于手和脚的外侧，汇聚于头面部。胃和大肠的精气开始衰竭，带来的是面容开始憔悴，头发开始掉落。头发为“血之余”，头发的盛衰是血气盛衰的表现。头发跟肾脏有关系，头发掉落，也表示肾气开始衰落。

“六七”：42岁时，终于头部的三阳脉（包括手三阳三焦经和足三阳胆经）都开始衰落，面色枯槁，头发白了。

“七七”：49岁时，任脉开始虚弱，太冲脉也衰微了。这个时候有一点很重要，就是不能生孩子了。为什么呢？因为“天癸”没有了，“天癸”是主宰生殖的，没有“天癸”就不能怀孕，不能生孩子。所以，49岁在女子来说就是绝经期、更年期，也就是开始衰老了。

◎男子以“八岁”为一周期

《素问·上古天真论》中说男子是以八岁为生命周期的。

“一八”：男子到8岁的时候，肾气开始充实，“发长齿更”。头发茂盛，牙齿更换。

“二八”：16岁时，男子的“天癸”——也就是主宰男子生殖能力的这个基本物质开始出现了，阴阳开始能调和，男女和合，就能生孩子了。

“三八”：24岁时，男子肾气平和、均衡，具体表现是智齿开始长出来了，身高也达到极限。

“四八”：32岁时，筋骨强盛，也就是肝肾功能强盛。同时，肌肉也健壮了。换句话说，生命力达到极点，所以接下来就要衰落了。

“五八”：40岁时，肾气开始衰落了，具体表现就是头发脱落。

> 丈夫八岁肾气实，发长齿更。
>
> 二八肾气盛，天癸至，精气溢泻，阴阳和，故能有子。
>
> 三八肾气平均，筋骨劲强，故真牙生而长极。
>
> 四八筋骨隆盛，肌肉满壮。
>
> 五八肾气衰，发堕齿槁。
>
> 六八阳气衰竭于上，面焦，发鬓颁白。
>
> 七八肝气衰，筋不能动，天癸竭，精少，肾脏衰，形体皆极。
>
> 八八则齿发去。
>
> ——《素问·上古天真论》

“六八”：48岁时，头面部的三阳经经气衰微，面色枯焦，头发变得花白。有一句老话：“花不花，四十八。”意思是人到48岁的时候眼睛通常会变成“老花眼”，如果这时候还没有“老花眼”，那么以后一般也不会再有了。

“七八”：56岁时，肝气衰微，筋脉迟缓，行动不便，天癸开始衰竭。主管生殖的精气不充足，肾脏功能减退，形体各部分都出现衰竭。对于男子来说，56岁是一个坎，因为这个时候，主宰人生殖的“天癸”开始枯竭了。

“八八”：64岁时，牙齿、头发都脱落了。“天癸”也彻底尽了，所以没有了生殖能力。

天癸绝了以后还能不能生孩子？超过64岁是不是还具有生育能力？我认为，生育能力再怎么强，男子也不会超过“八八”，女子不会超过“七七”，因为这个时候天地的精气都绝了，也就是男女的“天癸”都绝了。从这里可以看出，女子49岁是不变的，男子则变了，可以从56岁后延到64岁，往后顺延了一个阶段。

“发长齿更”与“齿更发长”

男子第一个生命周期时，“发长齿更”，按照字面顺序，就是说头发先开始长，牙齿才开始换。头发是主生发的，牙齿是主收敛的，所以男子是先生发后收敛。

而女子与男子正相反，说到女子第一个生命周期时，是“齿更发长”，就是牙齿先换，头发才开始长。证明女子是先收敛后生发。

我初中的时候有一位男同学，外号叫“八八”。因为他是在他父亲64岁的时候出生的。后来才知道这与《黄帝内经》中所描述的生命周期有关，这说明只要保养得好，男人到64岁，还是有可能具备生殖能力的。

可见，如果一个男人养生得法、养生有道，虽然超过64岁，形态已开始衰落，但只要精气神还在，“天癸”还没有绝，照样可以有生殖能力。

以“七岁”“八岁”为一个周期，是肾气的盛衰、“天癸”的盈亏来决定的。可能有的人会说，这不对吧？我怎么不是14岁来月经的？我怎么不是16岁开始遗精的？的确，女性来月经的时间不完全都是14岁，男性开始遗精的时间也不一定都是16岁，但是基本上是这样，相差无几。可见，这种生命周期不但和人体本身正常的生理周期相吻合，还与宇宙自然大规律有关系。

◎女七男八，相合天道

以“七岁”“八岁”为一个周期，古代先圣给我们找出的这种规律，不仅仅是人道的规律，也是天道的规律。

《周易·说卦传》记载了八卦所处的八个方位，九宫洛书将九个方位（8个方位，加上中央）配上数字。后人编成了一个口诀：“戴九履一，左三右七，二四为肩，六八为足，五居中央。”

这样一配，刚好7和8分别对应兑卦和艮卦。在《周易》八卦中，兑卦表示少女，艮卦表示少男。也就是说少女数字是七，少男数字是八。《黄帝内经》男女周期数恰好与文王八卦的数字是一致的。

以“七岁”“八岁”为一个周期是人体生长的规律，文王八卦的数字既反映了自然宇宙变动的规律，也包括了人体生长的规律。如此说来，两大规律不谋而合——人体生命周期符合天道运行的周期。当然这里面还有很多秘密没有揭示，所以还需要进一步挖掘研究。

四、男女不同阶段的养生要点

◎打好健康的基础——青春期养生

男子从“二八”（16岁）到“三八”（24岁）、女子从

“二七”（14岁）到“三七”（21岁），是人生的青春期。这时“天癸”已经出现，有了生育能力，是人生中生长发育的高峰期，是体格、体质、心理和智力发育的关键时期。这个时候人的体重迅速增加，第二性征明显发育，生殖系统逐渐成熟，其他脏腑功能亦逐渐成熟和健全。机体精气充实，气血调和。随着生理的迅速发育，心理行为也出现了许多变化。他们精神饱满，记忆力强，思想活跃，充满幻想，开始追求异性，逆反心理强，感情容易激动，人生观和世界观还没有定型。

青春期的养生首先要培养健康的心理素质和道德素养。这时正是心理上的“断奶期”，表现为半幼稚、半成熟以及独立性与依赖性相交错的复杂现象，具有较大的可塑性。要从积极方面启发他们的兴趣与爱好，激发他们积极进取、刻苦奋斗的精神，培养良好的个性与习惯。加强思想意识和道德修养的提升，努力养成独立自主、坚强稳定、直爽开朗、亲切活泼的个性。

其次要进行科学的性教育。这时候性意识处于朦胧状态，情绪易波动，自制力差，所以要加强性知识教育和性道德教育。充分了解两性关系中的行为规范，破除性神秘感。正确处理友谊、恋爱、婚育的关系。

最后是要积极参加户外活动和体育锻炼，养成良好的卫生习惯和生活习惯。

◎多事之秋，预防为上——壮年养生

男子从“三八”（24岁）到“六八”（48岁）、女子从

“三七”（21岁）到“六七”（42岁），是人生的壮年时期，也是人生精力最充沛的时期。可是，现代研究表明，人在30岁以后，大约每增加1岁，身体机能减退1%。壮年是心理成熟阶段，情绪多趋于稳定状态。但随着脏腑生理功能的变化，心理也有相应的变化。这时候又是“多事之秋”，要承担来自社会、家庭等多方面的压力，心理负担沉重。所以这时的养生保健至关重要。如果调理得当，就可以保持旺盛的精力而防止早衰，预防老年病。

首先要善于调节精神，保持心态的平和，畅达乐观，不强求名利，不患得患失。防止陷入抑郁、焦虑、紧张的情绪。当忧虑焦躁、情绪不佳时，可向亲朋好友倾吐自己的苦闷，或者适当参加文体活动，尽量释放焦虑情绪，缓解心理压力。

其次工作上要注意避免长期超负荷运转，防止过度劳累，积劳成疾。注意休息，保证睡眠。还要注意节制房事，因为这时体力下降，加上工作紧张，所以要根据各人的实际情况，相应地减少行房次数。

◎身心灵三重呵护——中年养生

男子从“六八”（48岁）到“八八”（64岁）、女子从“六七”（42岁）到“七八”（56岁），是人生的中年时期。中年是生命历程的转折点，生命活动开始由盛转衰。

女子“七七”（49岁）、男子“七八”（56岁）的时候，也就是“天癸”绝的时候，刚好是更年期。女性的表现是月经将绝未绝直至绝经，生育能力和性生活能力下降，性器官进行性萎缩和逐渐衰老。男性更年期是因睾丸功能衰退导致雄性激素逐渐减少直至消失的过渡时期。更年期是生理机能从成熟到衰退的一个转变时期，也是从生育机能旺盛转为衰退乃至丧失的过渡时期。女性反应更加明显。由于肾气渐衰，冲任二脉虚惫，可致阴阳失调，出现头晕目眩、头痛耳鸣、心悸失眠、烦躁易怒或忧郁、月经紊乱、烘热汗出等症，称为更年期综合征。所以无论男女都要从以下三个方面注意养生。

第一，要注意精神方面的保养，保持稳定乐观的情绪。因为这时候最容易发生心理上的毛病，比如惊恐、担忧，不适应因为年龄变化带来的身体变化。更年期妇女应当正确认识自己的生理变化，解除不必要的思想负担，排除紧张恐惧、消极焦虑的心理和无端的猜疑，避免不良的精神刺激，遇事不怒。如果心中不痛快了，可以和亲朋好友倾诉宣泄。最好根据自己的性格爱好选择适当的方式怡情养性。尽量通过自身意志的调节和控制，稳定自己的情绪，保持乐观开朗，胸怀开阔，树立信心，度过短暂的更年期，又会重新步入人生坦途。

第二，要注意饮食调养，多吃护养脾肾、充养肾气的食物。这个时候是肾气大亏的阶段，饮食上要补充黑豆、大豆、黑木耳、黑芝麻、胡桃、核桃、枸杞、地黄等补肾的食物、药物。更年期妇女平时可以吃冰糖炖黑木耳、花生红枣汤、核桃研末拌糖冲鸡蛋。由于绝经前期肾气衰，“天癸”将竭，月经紊乱，周期逐渐延长，月经频繁，经量由多至少，往往出现贫血，可选择性地吃一些鸡蛋、动物内脏、瘦肉、牛奶等高蛋白食物以及菠菜、油菜、西红柿、桃、橘等绿叶蔬菜和水果，防止贫血。

第三，要注意形体的保养，要经常按摩身体前面的下丹田和背后的命门穴，以达到养生的目的。更年期妇女应注重劳逸结合，保证睡眠和休息。多参加散步、太极拳、气功等运动量不大的体育活动及力所能及的劳动，以调节生活，改善睡眠和休息，避免体重过度增加。要注意个人卫生，多参加文化娱乐活动。

女性更年期常有月经紊乱，也是女性生殖器官肿瘤的多发年龄，最好每隔半年至一年做一次体检，包括防癌刮片，以便及早发现疾病，早期治疗。

◎夕阳无限好——老年养生

男子“八八”（64岁）以上、女子“七八”（56岁）以上，是人生的老年时期。此时，机体各部分的功能普遍衰退，比如，性功能不断衰退直到完全丧失。同时还会产生一系列生理变化，如头发花白，出现老年斑，皮肤皱纹多，骨质疏松，产生骨刺，冠状动脉硬化，前列腺增生肥大。老年养生要注意以下五个方面。

第一，在精神、心理上要知足常乐，怡情悦志，豁达宽宏，谦让平和，善解人意，做到人老心不老，保持自信，勤于用脑，进取不止。不是“夕阳无限好，只是近黄昏”，而是“夕阳无限好，晚霞别样红”。要热爱生活，经常读书看报，学习各种专业知识和技能。根据自己的身体健康状况，多做好事，充分发挥余热，为社会做出新的贡献。从容冷静地处理各种矛盾，保持家庭和睦、社会关系的协调。根据自己的性格和爱好，澄心静坐、益友清谈、临池观鱼、披林听鸟等，自得其乐，有利康寿。对老年人来说，家庭生活和谐是养生的重要因素。家庭中的和谐气氛需要老人和全家一起努力营造，要多一些宽容、豁达。

第二，在饮食上要坚持“杂、淡、少、慢、温”五大原则。营养上坚持“三多三少”，就是多蛋白质、多维生素、多纤维素，少糖、少盐、少脂肪。

“杂”，是食物要多样。《黄帝内经》早就说过要五谷、五果、五畜、五菜搭配，做到营养丰富全面，以补益精气，延缓衰老。不要偏食，不要过分限制食用某些食品，要适当补充一些机体缺乏的营养物质，例如适当多补充钙质，乳类及乳制品、大豆及豆制品，这些都是理想的食物钙来源，芹菜、山楂、香菜等含钙量也较高。针对老年人体弱多病的特点，可经常食用莲子、山药、藕粉、菱角、核桃、黑豆等补脾肾益康寿的食品，或辅食长寿药膳进行食疗。

“淡”，是饮食要清淡。老年人脾胃虚衰，消化力不强，不宜吃肥腻、过咸的食物。要多吃鱼、瘦肉、豆类食品和新鲜蔬菜水果，少吃动物油，多吃植物油，如香油、玉米油。食醋可增加食欲，还可软化血管，降低高血压，降低胆固醇。

“少”，是吃得少，要“食饮有节”，不宜过饱。少量多餐，既保证营养供足，又不伤肠胃。

“慢”，是进食不要过急过快，要细嚼慢咽。这不仅有助于饮食的消化吸收，还可避免“吞、呛、喧、咳”的发生。

“温”，是吃温热熟软的食物，不要吃生冷食品，更不要吃黏硬不易消化之物，以免损伤脾胃，损伤牙齿。多食粥，有好处，粥不仅容易消化，而且益胃生津，有益于脏腑。

第三，生活起居上要注意调养。老年人的生活，既不要安排得十分紧张，也不要无所事事，更不能毫无规律，要科学合理，符合老年人的生理特点。居住环境尽量安静清洁、空气流通、阳光充足、湿度适宜、生活方便。既要保证良好的睡眠，也不能嗜卧，嗜卧则损神气，也影响人体气血的运行。老年人应该早睡早起。注意避风，注意保暖。老年人的肾气逐渐衰退，房事应随年龄的增长而递减。注意劳逸适度。要尽可能做些力所能及的体力劳动和脑力劳动，但切勿过度疲倦，“形要小劳，勿至大疲”。应保持良好的卫生习惯，脸宜常洗，发宜常梳，常用热水泡足。保持大小便通畅。

第四，要注意防病、治病，参加适量的运动锻炼。老年人往往体弱多病，患有各种各样的慢性疾病。应树立乐观主义精神和战胜疾病的信心，带病也可延年，生活自得其乐。以开朗的心情、乐观的态度坦然面对疾病，积极配合治疗，扶正祛邪；定期进行健康检查，及时进行预防；多参加一些有意义的活动，分散自己的注意力。

第五，要进行适当的运动锻炼。一般来说，运动量宜小不宜大，动作宜缓慢而有节律。适合老年人的运动项目有太极拳、五禽戏、气功、八段锦、慢跑、散步、游泳、乒乓球、羽毛球、老年体操等。要量力而行，戒争胜好强，避免情绪过于紧张和激动。

五、“魔鬼时间”

我们中国人可能都听说过“七十三、八十四，阎王不叫自己去”这句话，它们原本是说两位圣人的，孔子年寿73岁，孟子年寿84岁。这是圣人天年的两个坎，后来发现，很多人都是在这两个年龄去世的。

这种说法有科学依据吗？近年科学家的回答是肯定的。科学家们对这种现象进行了反复研究，发现人的生命具有周期性的规律，大致是7年或8年为一个周期，循环往复，每个周期中都存在着生命活动的高潮和低潮。一般周期的中间年龄为高潮，而周期的始末为低潮。高潮是健康稳定的年龄，人的免疫能力较强，去世的人就少；低潮是健康减弱的年龄，人的免疫能力较弱，去世的人相对较多。7年的周期为7岁、14岁、21岁、28岁至84岁，8年的周期为8岁、16岁、24岁、32岁至72岁。73岁和84岁这两个年龄都超过了古稀之年，人体的免疫能力已经明显减弱，再加上处于生命周期的低潮期，去世的人相对就多了。

医学研究表明，不少疾病的发生与恶化具有明显的时间特点，在某些时间段，人的生命力特别脆弱，很容易被病魔击倒，因此被称为“魔鬼时间”。按照《黄帝内经》的理论，这个“魔鬼时间”大都和7、8这两个数字有关。

◎一天之中的“魔鬼时间”

清晨，人从梦中醒来，便进入了一天中的第一个“魔鬼时间”——早上6~9点，诸如心脏病、中风、支气管炎、肺气肿、哮喘乃至癌症等疾患，就在人的身上蠢蠢欲动。例如，心肌缺血的发作高峰为早上7~8点，心律失常的发生以早上6~9点最频繁。世界卫生组织调查过4769例心肌梗死病人，其中28％在早上6~10点发病。

一天之中的另一个“魔鬼时间”是在傍晚以后，此时心脏病发作的概率再度升高。假如你在晚间19点左右饮酒，肝脏分解酒精所需的时间比一天中其他任何时间都要长，所以此时饮酒最易醉人，肝脏也最易受损。

一天中，人最危险的时刻要数黎明。据研究表明，人在黎明时分，血压、体温变低，血液流动缓慢，血液较浓稠，肌肉松弛，非常容易发生缺血性脑中风。调查显示，凌晨死亡的人数占全天死亡人数的60％。

◎一周之中的“魔鬼时间”

在一个星期中，星期一是心脑血管病人的危险时间，发病及死亡危险比其他几天高出40％，被称为“黑色星期一”。芬兰专家也证明，星期一中风机率最高，星期天下降至最低。

◎一月之中的“魔鬼时间”

在一个月里，对生命最有威胁的时间是农历十五左右（15=

7+8），这与天文有关。众所周知，月亮具有吸引力，它能像引起海水潮汐一样，作用于人体的体液。每当月中明月高挂之时，人体内血液压力变低，血管内外的压力差、压强差特别大，这时容易引起心脑血管疾病的发生。

◎一年之中的“魔鬼时间”

一年中的“魔鬼时间”段是最热与最冷的几个月。一般来说，当夏日气温升至35℃以上，即对人体健康构成威胁。至于冬春季节，寒潮是继酷暑之后的又一个“杀手”。每一次寒潮来临，医院门诊及住院人数都会骤增，死亡率也会上升。对生命而言，一年中最危险的月份要数12月。调查表明，该月份死亡人数居全年各月之首，占死亡总数的10.4％。据分析，这与气候寒冷、环境萧瑟和人到岁末年关精神紧张、情绪波动，导致抵抗力下降、新陈代谢减缓等有关。此时，一些慢性病常常会加重或突然恶化。值得一提的是，史学家通过考证发现，明朝、清朝的二十几个皇帝有90％是死于最热的7月、8月和最冷的12月、1月，这正是对以上规律的印证。

◎一生之中的“魔鬼时间”

在人的一生中，中年是个危险的年龄阶段。人到中年，生理状况开始明显变化，会出现内分泌失调、免疫力降低的情况，加上家庭、工作、经济、人际关系等压力增大，更是进一步造成中年人心力交瘁。48岁、49岁还是大多数人的更年期。

其中，73岁、84岁是生命周期的低潮期，所以去世的人相对多一些。

了解了这些“魔鬼时间”之后，我们就可以在这些健康低潮期多加留心。一方面通过饮食、锻炼来增强自身体质；另一方面还可以因“时”制宜，调整生活习惯来帮助自己顺利度过“魔鬼时间”。

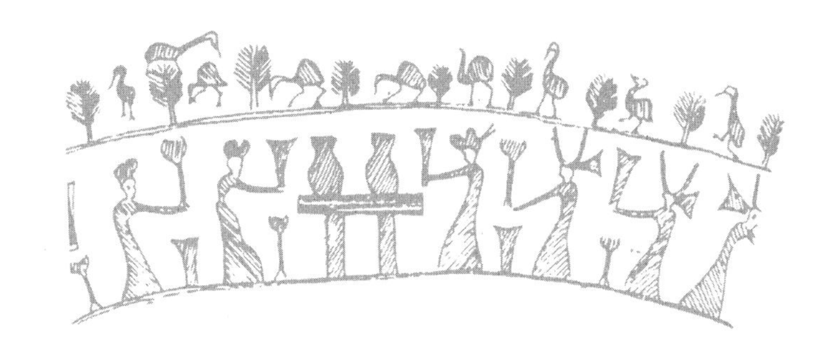

第五章

但愿日日是好日

——《黄帝内经》中的顺时养生

●顺应自然规律，养生事半功倍

●每天、每月、每季，养生要点大不同

●所谓天人合一，是与天时阴阳的变化节律同步

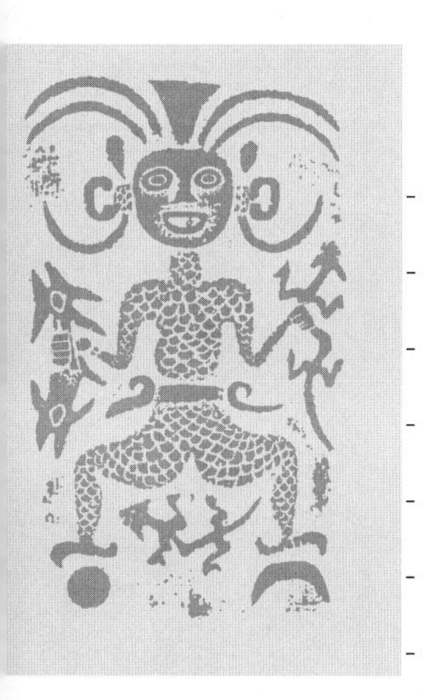

在一年、一月、一天当中，我们应该怎么养生呢?

《黄帝内经·四气调神大论》专门介绍了一年当中四个季节的养生方法。所谓“四气调神”，就是指要按照春、夏、秋、冬的规律来调养。这与中国人“天人合一”的思想是分不开的，春天是温，夏天是热，秋天是凉，冬天是寒，养生必须顺应天时变化。

而一个月、一天的养生，与四季的养生是相通的。

养生的重点在于调神，即精神、情志的调养。结合每个人体质的不同，找到适合自己的调养方法，就能让每一刻都变得健康快乐。

一、一年之中应该如何养生

◎春季养生：夜卧早起，心情平静

春天有3个月，按农历说就是正月、二月、三月，古人又叫孟春、仲春、季春。春季是从立春算起，到立夏前一天为止。

> 春三月，此谓发陈，天地俱生，万物以荣，夜卧早起，广步于庭，被发缓形，以使志生，生而勿杀，予而勿夺，赏而勿罚，此春气之应，养生之道也。逆之则伤肝，夏为寒变，奉长者。
>
> ——《素问·四气调神大论》

春季养生的"生"字乃是狭义的"生"，即生长、生发、发陈的意思。春天3个月"发陈"，就是推陈出新。我们可以想象一下春天的景色："草长莺飞二月天，拂堤杨柳醉春烟。"春风拂面，万物复苏，百花齐放，这就是"发陈"。"天地俱生"，天地之气都一起生发了，因此，春天最大的一个特征就是"生"。"万物以荣"就是指繁荣、欣欣向荣，比如树木发芽、开花都属于繁荣的景象。

春天起居保养要点

春天属木，肝属木，所以春天要注重养肝。如果没有按照养生之道来做，春天的时候使肝气受损，就会引起夏季发生寒性病变，使得人们适应夏季盛长的能力减小。

这可以用五行相生的原理来解释，春天属木，夏天属火，木能生火。如果木没有养好，必然会影响到下一阶段的火，火一旦弱了，就会引起寒性的病变。

春天养生应该"夜卧早起"，就是要晚一些睡觉，早一点起床，并且要到庭院里面散步，这跟春天的气息相对应。因为春天到了，阳气开始复苏了，一天当中白天阳气来得比冬天要早，夜晚到得要晚一些，所以我们要早一点起床，晚一点睡觉。

春天要晚睡早起，就是要增加工作的时间，减少睡眠的时间，为什么这样呢？因为春天充满了生发之气，白天变长，晚上会变短，所以人在白天工作时间要长点，晚上睡觉时间要短些。

我们对待自己的身体就像对待初生的事物一样，要让它生长，不要伤害它；要保养它，不要抑制它，给它生发的机会；要奖赏它，而不要惩罚它。就是说要呵护自己的身体，不要摧残身体。长头发的尽量披头散发，舒缓自己的身体。这样就会使得精神情志舒展，充满生机，完全和春天的舒张气息相呼应。

这些都是适应春天调养生气的道理。中医强调要顺势而为，顺应春天之气来养生。春天阳气生发的时候，如果不遵循它的规律来养生，体内的阳气就会被抑制，气机不畅，各种邪气乘虚而入，就是老百姓俗话说的“上火”。

“上火”的表现有眼睛红肿疼痛、咽喉肿痛、牙龈出血肿痛、大便干燥等。如果出现这些症状，就得马上降火。

春天精神调养要点

春天要畅快，这样才有利于肝气的舒展。肝气的特征就是像春天一样，要求调达、升气、抒发。

如果精神不畅快，气机不升发，人就容易郁闷。中医讲肝在志为怒，心情郁闷就容易发怒，发怒就会引起各种疾病。怒气可以使气血上涌，严重时会引起吐血、呕血，甚至昏厥，而且还会伤及脾胃，引起脾胃消化功能失常。

“劝君莫打春来鸟，子在窝中盼母归。”这句话的意思是春天不要去伤害鸟儿，因为小鸟儿还在窝里等着母亲的归来，所以我们千万不要去伤害小生命。这说明了我们要保持一种仁爱、慈悲的精神状态。对于别人，我们要像春天一样温暖，要用鼓励的态度待人，不要去呵斥他人，更不要伤害别人。春天就是一个有生气的季节，万物生机勃勃，我们也应该“生而勿杀，予而勿夺，赏而勿罚”。

可能大家听说过这样一句话：“女子伤春，男子悲秋。”这是什么意思呢？就是因为春天从冬天过来，冬天属阴，春天属阳，也可以说春天是从阴到阳的过渡阶段，是阳气开始发动的时候。所以这个时候，不管是男性还是女性，心情也都开始“发动”了，女性更容易“伤春”，或者说“思春”。

在古代就有一个节日——“三月三”，古时称上巳节。这一天男女是可以合法私奔的，后来演变成男女相会的节日，男女聚会，谈情说爱。这是用日常生活来治疗春三月产生的情绪变化、用于治疗“伤春”的经典案例。

◎夏季养长：夜卧早起，最忌发怒

夏天分为孟夏、仲夏、季夏，就是农历的四月、五月、六月。

夏天3个月为“蕃秀”。“蕃秀”就是指万物繁荣秀丽，也就是说阳气更加旺盛了。此时，天地之气开始上下交合，树木万物开花结果。所以夏天是炎热的，赤日炎炎似火烧。

夏天起居保养要点

> 夏三月，此谓蕃秀，天地气交，万物华实，夜卧早起，无厌于日，使志无怒，使花英成秀，使气得泄，若所爱在外，此夏气之应，养长之道也。逆之则伤心，秋为疟，奉收者少，冬至重病。
>
> ——《素问·四气调神大论》

起居方面，夏天要“夜卧早起，无厌于日”，就是晚一点睡、早一点起。春天是“夜卧早起”，夏天也是如此。这两个季节有什么区别吗？

夏天比春天睡得还要晚一些，白天起得还要早一些。为什么呢？因为夏天的白天更长、晚上更短，人的养生也要与阳气的变化相对应，也就是说夏天睡的时间比春天还要再少一些。

这个时候，还要“无厌于日”，就是不要讨厌夏天的太阳，不要讨厌气温高、天气热。夏天虽然比较热，但不要老躲在家里，害怕阳光。最好还是使用比较自然的避暑方法。尤其是现代人总是待在空调房里，待在那种人工营造出来的冷环境中，这样反而对人体不好。要自然避暑，可以到树荫下面、小河旁边。在这种自然的环境下出点汗，对人体是有利的。如果你总是躲在开着空调的房子里，吹着冷风，喝着冷饮，那种阴寒之气就会伤害阳气，把汗都闷回去，体内的浊气发泄不出来，这样毛病就会出来。

按中医理论来说，夏天主心，夏天容易伤“心”，要注意预防心脏病。夏天心绪要平稳，如果违背了这个规律，心气没有养足的话，就会伤害心气，还会使得下一个季节——秋天收气的功能减弱，秋天就容易得疟疾，俗称“打摆子”，生病以后一会儿觉得冷，一会儿觉得热。夏天是炎热的，秋天转凉了，寒热交替，夏天没有调整好，下个季节秋天就容易患寒热交替的疟疾，到了冬天还可能会重复发病。

夏天阳气比春天更往外升发，所以人的气息也要向外宣发，人体的养生也要随之更加的伸展，以达到天人合一的和谐状态。这就是夏天的养生原则——“养长之道”。

夏天精神调养要点

人在夏天的精神活动受到阳气的鼓动，处于一种活跃的、精力充沛的状态的，但同时要避免过度亢奋，保持良好的心态。

夏天为火，天气炎热使人容易激动、发火。虽然我们应该适当地把自己的情绪发泄出来，使体内的阳气能够向外宣通、发泄，不要把心中的阳气憋在身体之内，但是也不要太过度，如果过度的话，气息就会泄掉。我们采用的养生方法是适应自然而不是逆自然而行。

有一个词叫“苦夏”，就是说夏天的时候很苦，原因就是阳气太盛，天气太热。这个时候，既要让阳气升发，又要注意不能让阳气过度发散。

心在志为喜，心气如果不畅的话会导致心火过于亢奋，表现出一些过激的行为，如大喜或者大悲。情绪激动往往会导致心脏病、心脑血管疾病的发作，重者有生命危险，甚至死亡。范进中举这个故事就说明了为什么大喜会伤心。夏天更要注意不要大喜伤心，要随时保养心气。

◎秋季养收：早卧早起，安逸宁静

秋天分为孟秋、仲秋、季秋，就是农历的七月、八月、九月。

秋天3个月为“容平”。“容平”也就是万物已经成熟，结果实了，各种事物也开始平定、平静了。这时候天气开始转凉，风声劲疾，地气清肃，万物变色。到了秋天，秋风扫落叶。“无边落木萧萧下，不尽长江滚滚来。”秋天也是绚丽的，因为秋天是收获的季节。

> 秋三月，此谓容平，天气以急，地气以明，早卧早起，与鸡俱兴，使志安宁，以缓秋刑，收敛神气，使秋气平，无外其志，使肺气清，此秋气之应，养收之道也。逆之则伤肺，冬为飧泄，奉藏者少。
>
> ——《素问·四气调神大论》

秋天起居保养要点

适应秋天的变化，人的起居应该是“早卧早起”。这点和春、夏季是大不相同的，春、夏季都要夜卧。秋天需要早一点睡，早一点起。因为秋天属于“阴气开始长，阳气开始衰”的季节。早一点睡是为了养气。这里还可以鸡的起卧规律为标准，像鸡一样地活动。鸡有一个特征，它们在白天的视力很好，到了晚上视力就不行了，因此鸡只要一天黑就蹲到鸡窝里去休息。早上它们会起得很早，天一亮就会出来活动。到了秋天，我们的起居也要像鸡一样，因为白天越来越短，夜晚越来越长，人就应该增加睡眠的时间，减少工作的时间，做到“早卧早起，与鸡俱兴”。

春天是生气，要养“生”；夏天是长气，要养“长”；而秋天是收气，所以要养“收”。如果违反了这个规律，就会损伤肺气。这个季节要注意肺脏的保养，如果肺脏养护得不好，就容易影响下一个季节——冬天，导致冬天容易患上一种叫“飧泄”的病，“飧”本义是指傍晚的时候吃东西，后来引申为“完谷不化”。也就是吃进去的东西是完好的，但就是不消化。不消化之后就容易发生泻泄病，使人适应冬天潜藏的能力降低。

秋天阳气开始下降，人的抗病能力也有所下降，这个时候一定要护住自己的神志，不要让阳气外泄，避免外邪的侵入。秋天昼夜的温差比较大，中午还是艳阳高照，早晚又会凉气袭人。这样的一天就像是要过好几个季节，是最容易感冒、最容易受风的，因此这个时候要保住肺气。中医认为肺气主于秋天。俗话说：“春捂秋冻。”所谓的“秋冻”就是有利于阳气的收敛，要掌握好“冻”，让我们的身体冻一冻，这样可以增强抵御冬天寒气的能力。

秋天的主气是“燥”，但还有长夏的湿气，在秋燥中如果被湿气所伤，就会化为湿热，到了冬天阳气潜藏的时候，体内的湿热阻逆于肺，就会引起咳喘。

秋天精神调养要点

在情志调养上，秋天也应该是收敛的，“使志安宁，以缓秋刑，收敛神气”，说的就是要使得我们的情志安逸宁静。按照天气规律，春夏为阳，秋冬为阴。阳气上升，所以在春天、夏天，我们的情绪要往上升；阴气下降，所以到了秋天、冬天，我们的情绪就要往下降。情志往下降，我们的心态就逐渐获得安宁安逸，缓和秋天肃杀之气对人体的影响。秋天要收敛人的神气，不要让它往外泄，这样可使秋天的肃杀之气得到收敛，使得肺气保持清净。这是秋天的养生原则，也就是秋天要养“收”。

有一个词“秋后问斩”，说明秋天是古时候行刑的季节。为什么要选择在秋天？这也是顺应天气的变化，秋风萧瑟，万物凋落，这个时候对罪犯的用刑、惩罚也是往下降的、肃杀的。这是取象比类，也是天人合一思想的反映。

在春三月的时候，女子容易“伤春”；到秋三月的时候，男子容易“悲秋”。

古代往往是在秋天的时候征兵，这时候男子阳气再次升发，正好让鼓足了劲的士兵上战场。

同时，古人经常在秋天的时候订婚，意思是使男性的情绪得以安宁，女性的情绪也得以安宁。

秋天，神气要收敛，精神要安宁，我们的思维也要趋于平静，精神不要向外张扬，这样才能适应秋天肃杀、阳气收敛的特征。一方面精神活动和体内的阳气同步，有利于阳气的收敛；另一方面，精神的宁静对我们的身体有一种引导的作用，会使我们全身进入一种平和的状态，来适应秋季冷暖交替的多变气候。

◎冬天养藏：早卧晚起，收敛精神

冬天分为孟冬、仲冬、季冬，就是农历的十月、十一月、十二月。

冬天3个月是万物生机潜伏闭藏的3个月，河水结冰、地面冻裂。有几句有名的唐诗，“千山鸟飞绝，万径人踪灭。孤舟蓑笠翁，独钓寒江雪”“六出飞花入户时，坐看青竹变琼枝”“墙角数枝梅，凌寒独自开”，都是对冬天的描绘。

冬季起居保养要点

冬三月，万物都闭藏了，阳气也闭藏了。人自然也要随着阳气的闭藏而闭藏，不要扰乱阳气。应该“早卧晚起”，早一点睡，迟一点起床。秋天是“早卧早起”，冬天和秋天虽然都是早卧，但要比秋季还要早睡一点。起床时间和秋天不同，也和春天、夏天不同，这三个季节都要求早起，唯独冬天要晚起，要到太阳出来才起床。

冬三月，此谓闭藏，水冰地坼，勿扰乎阳，早卧晚起，必待日光，使志若伏若匿，若有私意，若已有得，去寒就温，无泄皮肤，使气极夺，此冬气之应，养藏之道也。逆之则伤肾，春为痿厥，奉生者少。

——《素问·四气调神大论》

为什么冬季要“早卧晚起”呢？因为冬天比秋天的夜晚要长一些，白天要短一些。我们要适应气候的变化，就要等到太阳出来以后再起床，使我们的意志像埋伏在那里一样，安安静静的。把情志潜伏在那里，隐藏在那里，自得其乐。要避免严寒，保持温暖，不要让皮肤开泄、出汗，否则就会使得闭藏的阳气受到影响。这就是冬天的养生之道，冬天是收藏，所以是“养藏”之道。

如果违背了这个规律，就会损害肾气，那么到了来年春天就会出现“痿厥”之病。什么叫“痿厥”呢？就是指手脚软弱，容易发冷，使得人适应春天的能力降低。

中医认为，肾主水，冬天为水，因此这个时候要保养肾气。怎样保养肾气？肾是藏精的，所以男女在冬天要节制房事。因为肾精是人体强壮的根本，如果在冬天肾精养护得不好，那么来年春天就会患“痿厥”这种病。“痿厥”主要是冬天要护养的阳气没有养好，阳气虚造成的，所以情欲要节制，房事要减少，以保持精气。当然，还要在饮食上、形体锻炼上注意护养。

五行理论中，水能生木，这就意味着冬天保养好了，来年春天就能减少肝病发生的概率。

冬天精神调养要点

大家都知道，有一些动物在冬天的时候会冬眠，对于我们来说，虽然机体本身不用冬眠，但我们的精神在冬天是要“冬眠”的，我们的精神要处于一种休息、静养的状态。

冬天有一个节气——冬至，一般是每年公历的12月23日前后，在冬至这一天，白天最短，晚上最长。冬至所在的这个月份在农历上叫子月，如同在一天当中晚上11点到次日凌晨1点叫子时。冬至是一年中阴气到尽头、阳气开始发动的时候，这个时候修炼精气神会达到事半功倍的效果。

中医认为肾为水，心为火，水火要相交，叫心肾相交、水火既济。肾属冬天，为寒；心属夏天，为热。正常情况下，心火要下降到肾，来温热肾水，这样肾水就不寒了；肾水要上升到心，来克制心火，这样心火就不亢了。如果心肾不交、水火未济，就会出现失眠、心悸、心慌、健忘、遗精等症状，所以一定要把肾保养好，冬天是养肾的关键季节。当然，保持心神的安宁，心火不要过旺，也是很重要的。

◎一年养生的关键时刻：春分、夏至、秋分、冬至

以上讲了春、夏、秋、冬四季保养的方法，它主要是强调人体的内在的环境要适应外在的环境，达到天人合一，这样才能保持身体的健康。我主要是从两个方面谈及：一是起居，人什么时候睡什么时候起；二是人的情志、精神应该怎么去调理。然后提出一个原则：春天养“生”，夏天养“长”，秋天养“收”，冬天养“藏”。

在一年当中，尤其要注意春分、夏至、秋分、冬至这四个节气的保养，这四个节气分别在公历的3月、6月、9月和12月，基本上是在每个月的22日左右，这四个节气的养生以及这四个月的养生是一年四季养生的最关键时间。而在这四个节气、四个月中，夏至和冬至、6月和12月又更加重要。

因为春分和秋分这两天，白天和夜晚的时间一样长，阴阳之气相等。而夏至和冬至都是阴阳最不对等的时候。夏至白天最长，夜晚最短，就是阳气最盛、阴气最弱的时候，阳气最盛就要消减，阴气最弱就要增加，所以这个时候一定要加倍注意保养心阴，克制心阳，不要让心火太旺。冬至白天最短，夜晚最长，就是阳气最弱、阴气最盛的时候，阳气最弱就要增加，阴气最盛就要减少，所以这个时候一定要加倍注意保养肾阳，不要让肾阴过寒。

在四季养生中，还有一点很重要，就是四季与五脏是配合在一起的。春、夏、秋、冬四季，再加一个长夏正好和五脏相对应。

长夏这个季节是从四季中抽出来的。因为春、夏、秋、冬各有3个月，在它们最后一个月，也就是3月、6月、9月和12月中，分别把

后18天抽出来，共72天组成长夏。因为这4个月都是季月，所以长夏又有一个名字叫季夏。

原来春、夏、秋、冬与五行对应时，缺了一个。如果加上长夏，那就刚好对应上了，形成五季和五脏的一一对应关系。五季的气化特点分别是生、长、化、收、藏，所以五季的养生重点分别为养“生”、养“长”、养“化”、养“收”、养“藏”。

五季对应表

五季	春	夏	长夏	秋	冬
五脏	肝	心	脾	肺	肾
五行	木	火	土	金	水
五化	生	长	化	收	藏

这是一个原则。春天要养“生”，生发之气。如果不按照这个原则，违背了它，那就会影响肝脏。下一个季节就会发生病变。因为肝脏属木，肝对应春天，木生火，木弱了，生火的能力自然就减弱，夏天应该热的，反而变寒了，人就患寒性疾病了。其他四季都可以这么类推出来。

◎四季养生的总原则：春夏养阳，秋冬养阴

四季养生的总原则是“春夏养阳，秋冬养阴”。具体该怎么来养呢?

历代的说法都不一样。有人说“春夏养阳”是春夏要扶助阳气，“秋冬养阴”是秋冬要扶助阴气；但也有人说“春夏养阳”是指春夏要抑制阳气，“秋冬养阴”是指秋冬要抑制阴气，因为春夏本来阳就多了，秋冬本来阴就多了，所以要抑制一点。那么究竟哪

种说法对呢？人应该怎么把握这个养生总原则呢？如果用错，那会有什么危险呢？

我认为这要根据每个人的身体素质来确定。养阳和养阴实际上就是调阳和调阴——调和阴阳，达到中和的状态。这一点很重要。

升阳抑阳，区别对待

如果一个人本身体质就是偏阴的，是阴性体质，那么在春天、夏天就要去扶助阳气、生发阳气。如果一个人本身体质就是偏阳的，是阳性体质，那么在春天、夏天再去升发阳气，就会带来毛病，容易上火，出现口腔溃疡、生疮、牙龈肿痛、口干舌燥、皮肤干燥、便秘等症状。所以对于这类阳气盛、阴气虚的人来说，春夏应该抑制阳气。

具体做法要按照日月的升降、早晚的长短来调整自己的起居。在饮食上要吃一些降火、抑阳的食物，不能吃扶阳、升发阳气的食物，不然就会造成阳亢阴虚的毛病。

中医有一个治疗方法叫“热者寒之，寒者热之”。这不仅是指治病，同样也可以用于养生。热性的人、阳性的人多吃点寒凉的东西；寒性的人、阴性的人多吃点温热的东西，这样才能达到阴阳平和。

升阴抑阴，体质决定

如果一个人本身体质就是偏阳的，是阳性体质，那么在秋天、冬天就要去扶助阴气。如果一个人本身体质就是偏阴的，是阴性体质，那么在秋天、冬天再去扶助阴气，就会带来阴盛阳衰的毛病。所以偏阴的人，阴气太盛，到了秋冬时就要抑制阴气的生长。

这种道理我们要灵活运用，要按照不同的体质来运用养生的原则。所以区分一个人的体质是偏阴还是偏阳或者阴阳平和，是非常重要的。下一章我们就教大家怎么辨别自己的阴阳体质，人人都可以学会。

二、一月中应该如何养生

一个月当中应该如何来养生呢？我觉得，要随着月亮的变化来养生。古人早就发现一个月有四种月相变化：晦、朔、弦、望。在一个月当中，月初时月亮开始露出月牙，叫朔，到农历初八左右是上弦月，农历十五的月亮最圆，接着月亮渐渐缺了，到农历二十三左右为下弦月，月底的时候就是晦，月亮全亏了。

月亮对人体有着非常重要的影响。比如，女子月经按月而下，周期跟月亮盈亏的周期几乎一致，都是二十八九天。但是，女子的月经也因人而异，主要原因就是每个人的体质不同、生物节律不同。

还有人发现月满的时候，犯罪率很高，因为人处于最亢奋状态。《黄帝内经》里有这样一句话："月升无泄，月满无补。"月亮刚刚开始升起的时候，人不能做让精气神外泄的事情，你要顺着它；在月满的时候，你就不能再补。比如治病，如果月满的时候做外科手术，失血量是最多的。

养生也是这个道理。月初的时候，可以适当增加运动量。但到月满的时候，就不能增加，否则就太过了。月满以后渐渐转缺，这时要适当减少运动量。

三、一天中应该如何养生

每天的养生和每月的养生、四季的养生是同样的原理，也存在着四个最关键的时段，分别是子时、午时、卯时、酉时四个时辰。

子时是晚上23点至次日1点，这个时辰好比是冬天，是阴气与阳气交汇的时候，是阴气到了极点而阳气开始出现的时候。古人说，这是练功的最佳时期。当然，如果不练功的人，子时一定要熟睡，要收藏。一般人亥时就是晚上21～23点就应该睡觉，这个时候应该是进入深度睡眠的时候了。要知道，睡觉也是一种积极的修炼，在子时修炼好，人的阳气就会随之往上长。

午时是上午11点至下午13点，是阴气与阳气交汇的时候，是阳气到了极点而阴气开始出现的时候，也是古人认为适宜练功的时候。如果不练功的人，要睡午觉，睡午觉也是练功，当然时间要短一点。

它与子时睡觉的方法结合起来，就是所谓的“子午觉”。子时的睡眠要深，而午时的睡眠要短。

卯时和酉时，就好比是春天和秋天。卯时是上午5点至7点，酉时是下午17点至19点。这两个时辰的养生与春秋养生是一致的。每个人都可以锻炼、练功。至于怎么练功，我在接下来的篇章中会介绍一种简便的方法。

一年四季的养生，一个月四种月相的养生，一天四个主要时辰的养生，都有相通之处。总的原则就是顺应天时，天人合一，与天时阴阳的变化节律同步。宋代那首非常有名的禅诗：“春有百花秋有月，夏有凉风冬有雪。若无闲事在心头，便是人生好时节。”提到了四季的气候、时令特征，实际上我们每一个人的一生也可以分成春、夏、秋、冬四个季节，最关键的就是要无闲事、无是非，也就是要调神，这就是《素问·四气调神大论》的关键之处。

我们已经介绍了在一年、一个月、一天当中养生的规律，尤其提到了不同体质的人在把握“春夏养阳，秋冬养阴”原则时要有所不同，不同体质的人适用不同的养生方法。那么人的体质究竟怎样区分？普通人可以自己判断自己的体质吗？在下一章中将会有详细讲述。

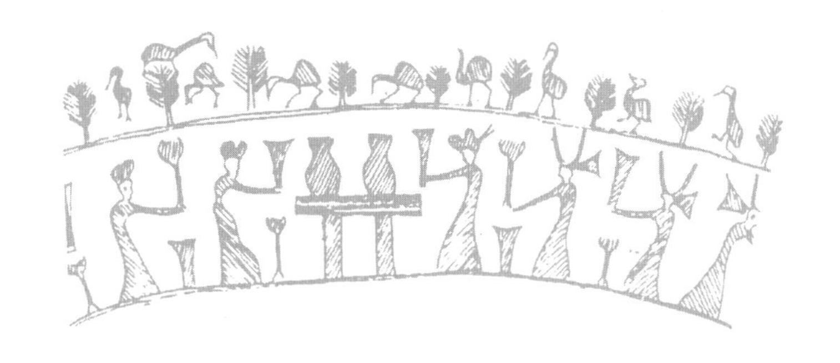

第六章

因人而异，因“体”制宜

——《黄帝内经》中的体质养生

- 人体遍布阴阳，它是养生的大原则
- 从二分法到五分法，养生越来越细化
- 不同体质的人分别应该注意些什么

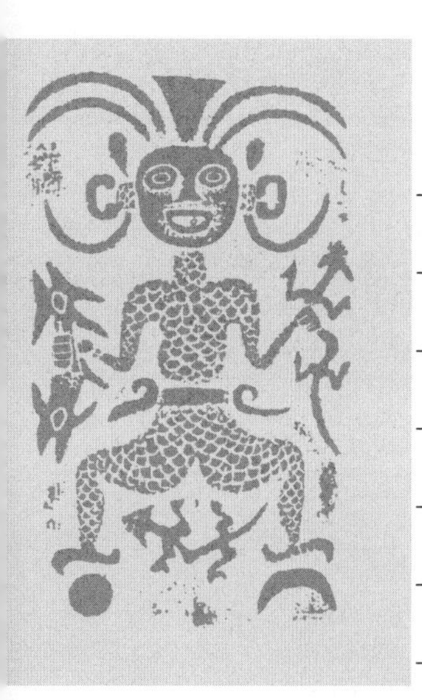

人最关心的是自己，最想了解的也是自己，可最看不透的还是自己。

了解自己必须先了解自己的体质。你知道自己是什么体质吗？你的体质和别人的一样吗？其实每一个人的体质都是不同的，可以按不同标准进行分类。

对于人的体质分类、性格分类、气质分类、人格分类，古今中外都在不断地探索中。

《黄帝内经》则是按照阴阳五行将人分为两类、五类，进而分为二十五类。其中最重要的是分阴阳，知道了阴阳，就可以进一步分出五行。阴阳的分类是中医最基本、最重要的分类，脏腑分阴阳，经络分阴阳，人的体质也分阴阳。诊病分阴阳，治病也分阴阳。如此一来，在日常的养生保健中，分辨阴阳就显得特别重要。阴阳区分了，五行也就清楚了，那体质自然就明白了。

一、学中医首先要学会辨阴阳

“阴阳”原本是中国古人从对自然现象的观察中总结出来的。中国地处北半球，古人发现山的南边阳光可以照射得到，山的北边阳光照不到，所以就把南边向阳的一边叫作“阳”，北边背阳的一边叫作“阴”，后来引申到其他方方面面。这一理论逐渐成为解释万事万物的一个基本框架，什么东西都可以装到这个框架里面去。只要是外向的、上升的、温热的、明亮的、剧烈运动的，都属于阳；只要是内守的、下降的、寒冷的、晦暗的、相对静止的，都属于阴。

《黄帝内经》里处处体现着阴阳的思想。不仅用阴阳思想来说明人体的组织结构、生理功能、病理变化，还用阴阳指导疾病的诊断和治疗，指导人的养生保健。

很多人说：“这是不是太简单了？”我说：“越简单的东西才越接近真理。”中国古人就是把复杂的问题简单化，这才叫智慧。大家想一想，世界万物抛开表面现象是不是都可以归结到阴阳这一对既对立又统一、既矛盾又和谐、既是对立又是互补的关系中去？换句话说，阴阳就是事物的两个终极。

我们先来看一下中医是怎样运用这个高明的辩证法的。

中医把人体的各部位都分为阴阳，上半身是阳，下半身是阴；腰背部为阳，胸腹部为阴；左半身是阳，右半身是阴；左眼睛为阳，右眼睛为阴（左眼睛是太阳，右眼睛是月亮）；六腑为阳，五脏是阴。

五脏的功能就是脏，“脏”在《黄帝内经》里面就写作“藏”，脏就是藏，收藏的意思，所以五脏是属阴的。而五脏本身又可以分阴阳，肝心为阳，肺肾为阴。每一脏又可以分阴阳，如肾阴、肾阳，心阴、心阳。

六腑是通道，是不收藏的，是往外泄的，所以六腑属阳。当然六腑本身也可以分阴阳。

再者，中医治病把所有的疾病都分为阴阳、表里、虚实、寒热，这叫“八纲辨证”，实际上就是分阴阳。阴阳是总纲，表里是部位的阴阳，虚实是定量的阴阳，寒热是定性的阴阳。也就是说，中医是从功能出发把疾病分成阴证和阳证。

阴证——面色暗淡，精神萎靡，身倦肢冷，气短懒言，口不渴，小便颜色淡，大便稀，舌头颜色淡，脉搏缓慢无力。

阳证——面红身热，神烦气粗，声大多言，口渴饮冷，小便赤黄，大便干燥，舌苔黄，脉搏跳动有力。

阳盛当然是阳证，阴虚往往也是阳证，因为阴液不足，阴虚生内热。主要症状是低热颧红，手足心热，盗汗，口燥咽干，尿少而黄，大便干结，舌红无苔，脉细而浮，重则无脉。

阴盛当然是阴证，阳虚往往也是阴证，因为阳气不足，阳虚则生寒。主要症状是畏寒肢冷，疲倦乏力，自汗，小便清长，大便溏薄，苔白，舌质淡，脉细无力。

可以说学会了辨别人体生理、病理的阴阳，中医就学会了一半。如果再学会辨别药物的阴阳、四气五味，那你就是半个中医了。

二、学会自己辨别阴阳体质

我们应该首先辨别自己的阴阳，把自己的体质阴阳搞清楚，才知道该如何养生。

阴阳体质其实不只分为两类，而是三类，一类是偏阴的，一类是偏阳的，还有一类既不偏阴也不偏阳，那就是阴阳平和体质。

区别是偏阳还是偏阴，最关键是要看这个人的体质是偏热还是偏寒，要是偏热肯定是偏阳体质的，偏寒肯定是偏阴体质的。

◎偏阳体质

偏阳体质的人，有三个特点：一是偏热，二是偏燥，三是偏动和亢奋。这三点中偏热是最重要的。如果一个人在正常情况下身体总是内热、内火重，那么肯定就是偏阳体质。

偏热即是体温比正常偏高，平时怕热不怕冷，随便一动就出汗，喜欢喝水，尤其是冷水。

还有一点就是皮肤干燥，水润度不够，或呈油性皮肤，面色多呈略偏红或微苍黑。

动作上偏于动，精力旺盛，动作敏捷，反应快，比较外向好动，易急躁，自制力较差；食量较大，消化吸收功能健旺；性欲也旺盛。

偏阳质的人，多见形体偏瘦，但较结实。他的阳盛了，阴往往就不够，所以这种人易患阳亢的热性病，比如大便干燥、长疖子、容易上火、头晕、失眠、心悸、心慌等。

◎偏阴体质

再看偏阴体质的人，主要特征也有三个方面：一是偏寒，二是偏湿，三是偏静和偏低沉。

偏寒就是体温比正常稍低，怕冷，喜欢待在热的地方。这是偏阴体质最主要的一个特征。如果一个人在正常情况下身体总是内寒外冷，这个人肯定就是偏阴体质的人。

湿气较重，从皮肤上来看，偏湿，到冬天容易生冻疮，面色偏白而欠华。

性格及言谈举止表现上偏于安静，不好动。精力偏弱，动作迟缓，反应较慢。多见形体偏胖，但较弱，容易疲劳；性格内向，喜静少动，或胆小易惊；食量较小，消化、吸收功能一般。

偏阴体质的人容易感染寒湿之邪，受邪后多从寒化，表征不发热或发热不高，容易传里或直中内脏。内伤杂病多见阴盛阳虚之证，容易发生湿滞、水肿、痰饮、瘀血等病症，具有这种体质的人，阳气偏弱，易导致阳气不足，脏腑功能偏弱，水湿内生，从而发展为临床常见的阳虚、痰湿、痰饮等病证。

在做自我判断的时候要注意，不是说每一个人每一条都符合的，很多人会发现，有几条符合，有几条又不符合，这就需要抓主要矛盾，要注意自身所有的表现中，是偏热较多还是偏寒较多，这一点是最重要的判断标准。

◎阴阳平和体质

如果你实在区分不了自己是偏阴还是偏阳，发现两种体质的表现自己好像都有，又好像都没有，那我要恭喜你，你可能就是阴阳平和的体质了。

阴阳平和体质是功能较协调的体质。具有这种体质的人，身体强壮，胖瘦适度，或虽胖但不臃滞，虽瘦但有精神；面色与肤色虽有五色之偏，但都明润含蓄，目光有神，性格随和、开朗，食量适中，二便调畅，对自身调节和对外适应能力强。

阴阳平和体质的人不易感受外邪，很少生病，即使患病，往往也能自然痊愈或者非常容易治愈。精力充沛，工作效率高；晚上睡得香，休息效率高。如果后天调养得宜，没有暴力外伤或慢性病患，这种体质不易改变，这种人往往长寿。

三、从阴阳到五行，体质还能分五类

上面那种将人分成阴阳两大类的体质分类法，是传统中医精粹思想的体现，但使用之时却略显笼统。《灵枢·通天》中根据阴阳二分法，又把人进一步分成五类：偏阳体质之人被分成太阳之人和少阳之人，偏阴体质之人被分成太阴之人和少阴之人，阴阳平和之人不变。而五分法实际上指的就是五行之人——火、木、水、金、土五行之人。它们只是称呼不同，其实是一回事。

太阳之人是火。少阳之人是木。太阴之人是水。少阴之人是金。阴阳平和之人就是土。

这两种方法其实就是对二分法的细化。太阳之人与少阳之人比起来，阳的成分更重一些，所以偏阳体质表现得更加明显；太阴之人与少阴之人比起来，阴的成分更重一些，所以偏阴体质表现得更加明显。

搞清楚了阴阳，五行自然也就清楚了。因为五行就是火和水、木和金这两对阴阳加上中土。

五行之人中，火型人和木型人都是偏阳体质的，具有偏热、偏燥、偏动和亢奋三大特点；水型人和金型人都是偏阴体质的，具有偏寒、偏湿、偏静和偏低沉的特点；而土型人不阴不阳，属于平和体质。

《黄帝内经》中五类人的性格特征

太阳之人，居处于于，好言大事，无能而虚说，志发乎四野，举措不顾是非，为事如常自用，事虽败，而常无悔，此太阳之人也。

太阳之人，多阳无阴。其基本性格特点是随意自得而不拘谨，喜欢高谈阔论，没有真实本领，常常言过其实，志向远大，但不切实际，常过于自信而意气用事，虽遭失败也不知悔改。

少阳之人，諟谛好自贵，有小小官，则高自宜，好为外交，而不内附，此少阳之人也。

少阳之人，多阳少阴。其基本性格特点是处事精细谨慎，自尊自重，擅长人际交往，不愿默默无闻地埋头工作，站立时头仰得很高，行走时惯于左摇右摆。

阴阳平和之人，居处安静，无为惧惧，无为欣欣，婉然从物，或与不争，与时变化，尊则谦谦，谭而不治，是谓至治。

阴阳平和之人，阴阳和谐平衡。其基本性格特点是生活平静安稳，不介意个人名利，不会惊恐忧虑，不会过度兴奋，一切顺从自然，不争胜好强，善于适应环境，不固执保守。

少阴之人，小贪而贼心，见人有亡，常若有得，好伤好害，见人有荣，乃反愠怒，心疾而无恩，此少阴之人也。

少阴之人，多阴少阳。其基本性格特点是贪图蝇头小利，常存害人之心，有幸灾乐祸之心，见到别人有所失，就像自己有所得，常怀有嫉妒之心，见到别人获得某种荣誉，就感到愤怒不平。

太阴之人，贪而不仁，下齐湛湛，好内而恶出，心和而不发，不务于时，动而后之，此太阴之人也。

太阴之人，多阴无阳。其基本性格特点是贪得无厌，为富不仁，喜欢索取，厌恶付出，处心积虑，不动声色，只顾自己，不识时务，见风使舵。

四、瘦人偏阳，胖人偏阴；南人偏阳，北人偏阴

再来看胖人和瘦人的体质。一般来说，偏瘦的人偏阳，偏阳就必定阴虚，所以有一句话："瘦人多火"。瘦的人大多容易上火。与之相反，胖的人往往偏阴，虚胖。偏阴的人也就是阴胜，阴胜的人就必定阳虚，表现为怕冷，所以有一句话叫"胖人多湿"。胖人之所以多湿，是因为他们的脾脏功能不足以运化体内多余的水谷，所以过多的营养就转化成为脂肪。胖的人除了这个特征之外，还有

一个特征是“胖人多痰”，胖的人痰比较多，痰也是阴盛的一种表现，因为湿、痰、血这些液体类东西都是属于阴的。

南方人和北方人阴阳体质分类有什么特征呢？从地理位置来看，南方属火，是《周易》文王八卦中离卦的方位，南方天气比北方热，导致人的体质很多是偏热的，偏热也就是偏阳，阳胜，阳胜必定就是阴虚；北方属水，是文王八卦中坎卦的方位，北方多寒冷，所以北方人很多是偏阴的，偏阴的人就会阳虚，阴胜必定阳虚。

但有一点一定要注意，绝对不是说只要是瘦人就是偏阳，胖人就是偏阴；同样也绝对不是说只要是南方人就是偏阳，只要是北方人就是偏阴。这种说法肯定是错误的。胖瘦、南北只是区分体质的一个角度，最重要的是看这个人的身体特征符合阴阳的哪一方面。

五、不同体质之人的养生方法

下面回到我们养生的现实中来，看看不同体质的人应该怎样养生。

我主要介绍偏阴、偏阳两类体质的人的养生方法，至于阴阳平和之人的养生只要取中间就可以了。五行体质的人可以归纳成阴阳：木和火是一类，属于阳性体质；金和水是一类，属于阴性体质；土是一类，是中性的，属于阴阳平和体质。

养生主要体现在三个方面：一是饮食，二是运动，三是精神。实际上就是人的精气神三个方面。这三个方面的养生要落实在日常生活、四时起居中。

◎偏阳体质之人的养生方法

先看偏阳体质的人，在养生上要注意以下三个方面。

第一，在精神方面，以静阳为主。因为这种人好动，所以要把动压抑下来，就要心态平和，重点在抑阳，把阳性的东西去掉一些，然后阴性的东西可以往上拔。

第二，在形体运动方面，不要去做太剧烈的活动，要做静功，做慢运动。比如静坐，呼吸的时候要深、细、匀、长，都要以慢为主。静坐“内丹功”主张打开小周天：第一步叫炼精化气，第二步叫炼气化神，第三步叫炼神还虚。无论是偏阳还是偏阴的人都可以练，但是偏阳体质的，更要注重炼精化气——意守下丹田，下丹田慢慢地温暖；随着呼吸，腹部隆起、收缩、隆起、收缩；然后慢慢减缓，越来越慢，越来越慢，变成一种自然呼吸。总之是以虚静、缓慢为主。

第三，在饮食方面，偏阳体质的人要多吃一些偏阴凉性的食物。如寒性食物桑葚、马齿苋、蒲公英、苦菜、白菜、黄花菜、冬瓜、西瓜、苦瓜、紫菜、海带等；凉性食物有玉米、梨、香蕉、白果、橄榄、菊花、丝瓜、黄瓜、萝卜、芋头、空心菜、豆腐、绿豆、木耳等。偏阳内热体质的人往往阴虚，一般要吃一些补阴的食物。

阳性体质的人注意从这三个方面来保养，就能渐渐地达到阴阳平衡。

◎偏阴体质之人的养生方法

再看偏阴体质的人，同样也是从这三个方面来养生，只不过侧重点不同。

第一，因为其精神、情志、性格往往是以静为主，所以精神上的调养就侧重于活跃，情趣饱满，昂扬向上。心理上这么准备，实际上往往就能够达到这样的效果。

第二，形体锻炼方面，要做一些以动功为主的养生运动。比如跑步，但注意不要剧烈地跑，跑到微微出汗就可以，若是跑到喘不过气来就不好。当然，运动量也是因人而异，如果体质是偏阴性强一些，其在五行里是属水，则运动量也可以加大些。

第三，饮食方面，要注意吃一些偏阳性的食物。偏阳性食物有两类，一类是热性的，一类是温性的：前者主要有辣椒、花椒、胡椒、肉桂、干姜、茴香、香菜，羊肉、狗肉等；后者主要有芥菜、南瓜、大葱、大蒜、韭菜、胡萝卜、芦笋，和一些水果如桃、荔枝、龙眼、橙子、李子等。

从精神、运动、饮食这三个方面进行调节以后，偏阴体质的人也会慢慢变成阴阳平和体质之人。

◎适当药补，调和阴阳

体质的偏阴和偏阳，都是正常的。但如果过度了就是病态，就会引起身体不适。比如一个人不喜欢喝水，身体也没什么不舒服，是正常的。但如果这个人口干舌燥、便秘、少尿，身体不适，那就是病态了。便秘，尿少或尿赤，舌苔很红，脉数（就是脉搏非常快），这往往就是阴虚阳盛证。

再比如，一个人怕冷，穿衣服比别人多，但并没有觉得不舒服，这是偏阴体质的人。但如果别人觉得气温很正常，而他觉得很冷，盖几床棉被都觉得发冷，体温上升，无精打采，提不起劲来，而且脉搏非常细微，舌苔很淡、很白，这种人就是病了，属于阳虚。阳虚肯定阴盛，大便、小便、汗这些都是属阴的，所以阳虚的人一般小便清长，大便很稀，自汗。

还有一个例子，基本上得癌症的人，都属于阴虚，所以老中医用药大多是一派的滋阴药，这都是经验之谈。

总体说中药调补有四个方面：补阴、补阳、补气和补血。我们普通人只需了解就可以了。如果不是医生，千万不要自己开方吃药。

补阴的药物，主要有地黄、人参、阿胶、何首乌、龟板、鳖甲等。补阳的药物，主要有鹿茸、菟丝子、海马、狗鞭等。补气的药物，最典型的就是人参，人参也补阳，因为气和阳是同一类的。还有一种很重要的补气药是黄芪。补血的药物有当归、熟地黄等。阿胶也补阴，因为血和阴是一类的。

血虚和阴虚都是属于一类的，气虚和阳虚也是同一类的，但程度不同，症状也有一些差别。气虚发展到一定的阶段往往就是阳虚。

气血阴阳的一般规律就是这样，大体知道一点就差不多了。我们普通百姓重要的是要了解自己的体质，然后进行养生就可以了。

当然，如果是正常体质的偏阴、偏阳，就不必用药物。我是比较反对用药物来养生的，我们应该是用食物来养生，俗话说："药补不如食补"。更重要的是以调节精气神来养生——"上药三品，精与气神”。偏阴、偏阳的体质通过精气神修炼以后，慢慢地会在日常生活中表现出一种平和之气，从而达到健康的目的。

要再次提示的是，体质和疾病不是一回事。体质是一种正常的表现；而得了阳证、阴证，或是阳盛则阴衰、阴盛则阳衰，并超过了正常的尺度，那就是疾病了。

体质与疾病如何区分呢？怎么知道是属于正常体质范围还是属于非正常的疾病范围呢？有一个标准，就是身体是不是不舒服。比如说怕热，如果热得受不了，感觉非常不舒服，那往往就不是体质的问题，很可能就是患了疾病；怕冷也是如此，如果冷得受不了，非常痛苦，那就属于患了疾病。

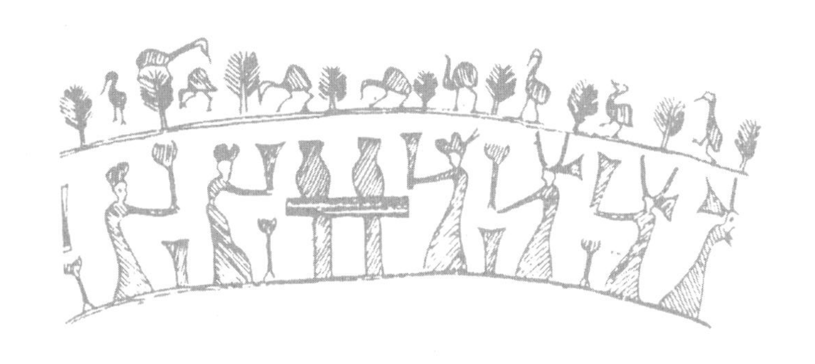

第七章

管理身体小国家

——《黄帝内经》中的脏腑养生

- 身体是国家，五脏六腑分管它
- 调补五脏，方法各有不同
- 调理六腑，就在一个“通”字

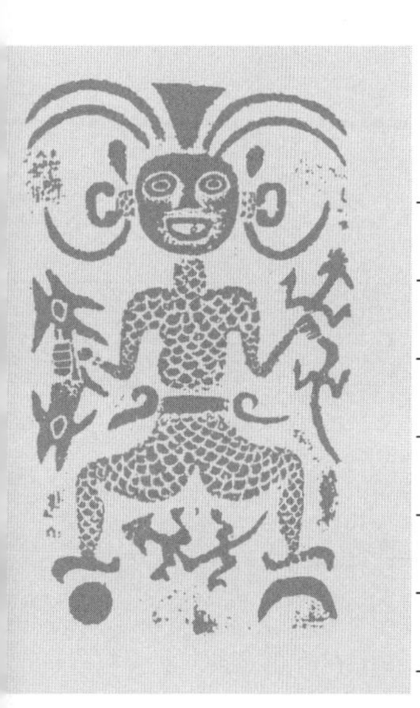

每个人都有五脏六腑，每个脏腑都有什么作用？承担什么职责？脏腑之间有什么关系？它们是怎么影响人的生命？我们在日常生活中又该怎样来保养它们？作为一个普通老百姓，如果没有学过医学，我们能知道脏腑的功能吗？

其实不必担心，《黄帝内经》就是写给我们大家看的，它怕我们看不懂，特意用了很多比喻，用了很多形象化的语言，为我们描绘了一幅美丽活泼的生命图像。我们不仅可以很快了解五脏六腑的知识，而且还可以学会有针对性地保养它们。

一、身体就是一个国家

《黄帝内经》把我们的身体比喻成一个国家，这个国家里有国王，有宰相，有将军，还有其他大臣，各负其责，各司其职。各个部门、各个官员把自己的工作做好，把自己应该完成的任务完成好，彼此之间和谐、有序，那么这个国家就能够抵御外邪的入侵，我们人体就能够健康长寿；否则敌人就会攻入，导致生病。

五脏六腑的分工是这样的：

心为“君主之官”——是国王；

肝为“将军之官”——是将军；

肺为“相傅之官”——是宰相；

脾为“仓廪之官”——是仓库总管；

肾为“作强之官”——是掌管发明与工匠的官。

还有大肠是传送运输的官，三焦是疏通水道的官，膀胱是掌管州都的官等。

这样看来，《黄帝内经》中的五脏六腑已经超越了具体的组织器官，上升为若干种官职，通过这几种官职把同类功能的组织器官整合在一起，那些没有提到名字的器官都归这些有名称的官员统帅。五脏实际上就好比是一个国家里面的五位官员，通过经络把身体这个国家统领起来。各位官员把身体这个国家治理得井井有条，这个国家就是一个功能齐全的网络系统，人体自然也就健康；反过来，任意一位官员罢工，身体都会出现问题。

◎心是“君主之官”，主神明，主血脉

五脏中，心脏的地位是最高的。岐伯说心是“君主之官”，没错，心就是君主，是最高位的皇帝。

> 心者，君主之官也，神明出焉。
>
> ——《素问·灵兰秘典论》

为什么说心就是君主呢？因为心掌管人体中最重要的东西——神明，也就是精神意识思维活动。

人身三宝——精、气、神，其中的神就是由心来主管的，神明在人身三宝中是最重要的，神可以主宰精和气。当然五脏都有神，但心神是老大，位置最高。这是心的第一大功能。

心还有第二大功能，主管血脉。人的血液和经脉，都是由心来主导的。从解剖学上可以看到，心就像一个泵，把血液输送到全身各处。另外，脉搏跳动的频率和心跳的频率是基本一致的。

心的这两大功能，决定它在人体五脏中是最重要的。

◎肝是“将军之官”，主疏泄，主藏血，主筋膜

肝脏被岐伯比喻为一个国家的将军。在一个国家里，将军主管军队，是力量的象征。因此，肝脏在人体里也是主管力量的。它的生理特征和功能归纳起来主要有以下三个方面。

第一，肝主疏泄。疏泄，即传输、疏通和发泄。肝脏属木，就像春天的树木，主生发。它能把人体内部的气机生发、疏泄出来，使气息畅通无阻。如果气机得不到疏

> 肝者，将军之官，谋虑出焉。
>
> ——《素问·灵兰秘典论》

泄，就是“气闭”，即气机不畅，气机不畅则会引起很多的病理变化，譬如水肿、瘀血、女子闭经等。这时，必须想办法缓解郁结的肝气，最好是按摩脚上的太冲穴。

除了疏泄气机，肝还有疏泄情志的功能。只要是人，就会有七情六欲五志，也就是喜、怒、哀、乐这些情绪。这些情志的抒发也是靠肝发生作用。

现代人最容易犯的一种毛病，也可以说是一种“流行病”，就是抑郁症。抑郁就是因为肝气没有疏泄出来。情志积压过多，一旦宣泄出来，最明显的表现就是愤怒。所以说肝主怒，而动怒往往是将军的表现。

同时，肝还疏泄水谷精微，就是人们吃进去的食物变成营养物质后，靠肝把它们传输到全身。

第二，肝藏血。中医认为，心脏主血，肝脏藏血，肝是储藏血液的一个仓库，是调节外周循环血量的血库。而“精”从广义上来说，也包括了血，因此肝血不护养的话，人的精气就会不足。

第三，肝主筋膜。筋膜就是人体的韧带、肌腱和关节。筋性坚韧刚劲，对骨骼肌肉等有约束和保护作用。筋膜正常的屈伸运动，需要肝血的濡养。肝血充足则筋力劲强，肢体的筋和筋膜能得到充分的濡养，肢体关节才能运动灵活，强健有力；肝血虚衰亏损，不能供给筋和筋膜充足的营养，那么筋的活动能力就会减退，筋力疲惫，屈伸困难。

肝体阴而用阳，所以筋的功能与肝阴肝血的关系尤为密切。年老体衰的人，肝血衰少时，筋膜失其所养，所以动作迟钝、运动失灵。

许多筋的病变都与肝的功能有关。如肝血不足，血不养筋，或者热邪炽盛烧伤了肝的阴血，就会引起肝风内动，发生肢体麻木、屈伸不利、筋脉拘急，严重者会出现四肢抽搐、手足震颤、牙关紧闭、角弓反张等症状。

◎肺是“相傅之官”，主气，主肃降，主皮毛

《黄帝内经》中说肺为“相傅之官”。我们都知道在一个国家里，宰相的地位是仅次于皇帝的，“一人之下，万人之上”。人的肺脏是身体的宰相，可见肺的地位之高。宰相是处理国家各种事物的，起到治理调节的作用，肺同样也具有治理调节的作用。

> 肺者，相傅之官，治节出焉。
> ——《素问·灵兰秘典论》

第一，肺主气，主全身之气。肺不仅是呼吸器官，还可以把呼吸之气转化为一种正气、清气而舒布到全身。《黄帝内经》中提到“肺朝百脉，主治节”。百脉都朝向于肺，肺在皇帝之下，众大臣之上，通过百脉，它就能实现调节治理全身的功能。

第二，肺主肃降。五行理论中，肺居于西边，就像秋天一样，秋风扫落叶，落叶簌簌而下，所以肺在人体当中起到肃降的作用。肺是肺循环的重要场所，它可以把人的气机肃降到全身，也可以把体内的体液肃降和宣发到全身各处，肺气的肃降功能是跟它的宣发功能结合在一起的，所以它又能通调水道，起到肺循环的作用。

第三，肺主皮毛。人全身表皮都有毛孔，毛孔又叫气门，是气

出入的地方，这些都直接由肺来主管。当然，呼吸主要是通过鼻子，所以肺又开窍于鼻。

◎脾是“仓廪之官”，主运化，主升清，主统血，主肌肉

五脏中的脾是居中的。岐伯说，脾是“仓廪之官”，也就是管仓库的。

> 脾胃者，仓廪之官，五味出焉。
>
> ——《素问·灵兰秘典论》

第一，脾主运化，可以运化水液和水谷，也就是把吃进去的水谷精微等营养物质以及水液输送给其他脏器，起到了一个传输的作用，相当于“后勤部长”。脾的这种传输作用对生命来说是非常重要的，中医把它称为后天之本。先天的根本在于肾，后天的根本在于脾。

第二，脾主升清。脾消化掉我们吃入的粮食，把其中的精华“升清”到心肺而转输到全身，糟粕则排出。脾和胃是互为表里的，脾可以把清气往上升，胃主降。“脾胃和”，两者共同起着运化升清、降浊的作用。如果升清的功能减弱了，那脾气就会往下降，结果是导致胃下垂以及脱肛。

第三，脾主统血。肝藏血，心主血，而脾统血。血和这三者的关系都很密切，而且脾在中间，起统领的作用。如果脾统血功能不足，就会导致诸如血崩、血漏或尿血等疾病的发生。

第四，脾主肌肉。肌肉是归脾来管理的，肌肉的营养是通过脾的运化来吸收的。一般而言，脾气健运，营养充足，则肌肉丰盈；如果脾出了问题，消化吸收发生障碍，人往往会逐渐消瘦。

◎肾是“作强之官”，主藏精，主纳气，主骨生髓

> 肾者，作强之官，伎巧出焉。
>
> ——《素问·灵兰秘典论》

五脏中最后一个是肾脏。肾脏也可以排在第一位，因为肾是先天的根本，但在位置上它是居于最下边的。

《黄帝内经》说肾脏是“作强之官”。“作强”是什么意思，各家有各家的说法，没有统一。我认为作强跟工匠相似，肾是主管技巧、主管发明创造的。各种技巧、发明创造都从它这里面出来。工匠是创造器物的，肾脏是创造生命的，所以肾脏就好比是一个创造生命的工匠，它具有创造力，是生命的原动力。

第一，肾藏精。精分为先天之精、后天之精。肾主要是藏先天之精。精是什么？精是维持生命的最基本的物质。这种物质基本上呈液态，所以精为水，肾精又叫肾水。肾还主管一个人的生殖之精，肾气的强盛与否决定生殖能力的强弱，所以肾是生命的根本。同时，肾是主水的，各种水液的东西都储藏于肾，都由肾来升发、运载。

第二，肾主纳气，就是接收气。气从口鼻吸入到肺，所以肺主气。肺主呼气，肾主纳气，肺所接收的气最后都要下达到肾。

第三，肾主骨生髓。肾主管骨与髓的生长。在《黄帝内经》中，髓主要有三种：脑髓、脊髓、骨髓，脑髓、骨髓不足都属于肾精不足、肾气不足。牙齿也是一种骨头，肾也主管牙齿，《黄帝内经》有一句话是“齿为骨之余”，如果牙齿早早掉落就是肾虚。所以养肾是非常重要的。

二、进入人体好风水

《黄帝内经》认识人体采用了一种巧妙的方法，它不是把人体打开来看看里面有一些什么东西，而是通过"外揣"的办法来内求人体的秘密。就是揣摩、模仿宇宙大世界，来内视自己的身体小世界。所以中医有一句话："人身小宇宙，宇宙大人身。"也有的这么说："人身小天地，天地大人身。"这两句话是同一个意思，都是说天地宇宙的结构就是人体的结构。

◎中医为什么称"左肝右肺"

关于五脏的分布，《黄帝内经》有个非常有名的说法："左肝右肺，心上肾下，脾居中央。"很多略懂一点医学知识的人都不理解，肝明明是在右边，脾明明是在左边，最高的是肺，也不是心，《黄帝内经》为什么要这样说呢?

于是很多人据此攻击《黄帝内经》，攻击中医，说中医连最基本的人体解剖都不懂，居然说什么"左肝右肺"。

其实这种说法是不对的，中医最早是讲解剖的。《灵枢·经水》中一开篇就说上古时候的人早就用到了"解剖"。我常说，解剖有什么难的？古代战争很多，战争多了就有枪伤、刀伤，就有死人，然后进行解剖，这是最自然不过的了。然而，《黄帝内经》发现人的生命功能不是单个的解剖器官功能的相加，而是非常复杂的。所以它跳出了从简单的解剖器官上认识生命的路子，而走上了从功能出发认识生命的道路。这是一个了不起的转变。

我经常说，《黄帝内经》并不是不讲解剖学，其中有好几篇专门讲了人体的解剖，比如说《肠胃》篇中就详细介绍了肠胃的大小、长短和容量，从口唇开始到直肠为止的整个消化道，都做了描述。

我们再看看五脏的用字，“心”字就是解剖学上的心脏的样子；“肝”“脾”“肺”“肾”，都有一个共同的偏旁，叫月肉旁，就是“肉”字。可见这些创造最早就是依据于形体解剖的。

我认为，《黄帝内经》的伟大之处就在于它到后来超越形体解剖，开始注重功能了。现代医学也发现即使是把每一个解剖部位、组织器官的功能搞得清清楚楚，也不等于把整个生命的功能、生命的规律搞清楚了。《黄帝内经》最了不起的就是从整个天地宇宙中把握生命的功能、生命的规律，按照天地自然的规律把生命功能分为五大类，然后按照这五大类把相应的组织器官组合在一起。

所以《黄帝内经》说的五脏的位置，并不是解剖部位，而是功能，这个功能是天人合一的。也就是古圣先贤站在北半球考察自然宇宙的功能以后描绘出来的。

肝在东边（北半球的正位是坐北朝南、左东右西，东边就是左边），东边是太阳升起的地方，表示阳气上升，所以肝具有生发的功能；肝又对应春天，在一年当中，春天先来到，也代表着万物的生长。

肺在西边（也就是右边），是太阳落下的地方，表示阳气下降，阴气开始上升，所以肺的功能是主下降的；在一年当中好比是秋天，就像秋天有肃杀之气。若肺气当降不降，则会有咳嗽、气喘、呕吐等症状出现。

心在南边（也就是上边），因为它是帝王，主宰人体最重要的东西——神明。南边对应火，火是往上生的，所以心在上，同时对应一年当中最热的夏天。

肾在北边（也就是下边），北边对应水，因为水是往下流的，所以肾在下。在一年当中好比是寒冷的冬天，所以肾脏容易寒凉。

脾居中央，因为脾脏是起一个运化的作用，它能把我们吃下去的食物、喝下去的水分解，并且分辨出哪些是有营养的、哪些是没有营养的。让营养的，也叫清气上升，让没营养的，也叫浊气下降。所以脾在中间其实起的是一个搬运工、疏导工，甚至是交通枢纽的作用。万一它罢工、瘫痪了，那后果很严重，所以中医称它为后天之本。

五藏、五方对应表

五藏	肝	心	脾	肺	肾
五方	东	南	中	西	北

《黄帝内经》描述五脏的方位实际上反映的是它们各自的功能，是一个功能的描述，而不是解剖部位的描述。这一点一定要注意，否则就会曲解、误解中医。

◎故宫的建筑与五脏

既然五脏好比国家中的几位重要官员，那么它们都应该有自己的宫殿。我喜欢用北京城的故宫来打比方。

故宫是明清两朝的皇宫，不仅气势雄伟，豪华壮丽，庄严和谐，彰显着500多年前匠师们在建筑上无与伦比的高超工艺，更重要的是中国优秀传统文化的立体展现，也是《黄帝内经》生命思想的展现。这种布局蕴含着生命的秘密。

为什么故宫只有四个门？除了安全等考虑外，还与生命结构有关，这四个门对应文王八卦的震卦（东华门）、兑卦（西华门）、离卦（午门）、坎卦（神武门）。

南门为何叫午门？因为离卦配地支刚好是午。北门为何叫神武门？因为北方为四象中的玄武，所以叫玄武门，只是后来为了避康熙皇帝玄烨的名讳，所以改为神武门。东华门是震卦方位，震为长子，所以东宫是太子住的。震为木，属阳，所以为文，东边有文华殿、文渊阁。西华门是兑卦方位，兑为金，属阴，所以为武，西边有武英殿。按礼仪，左为尊，右为卑，所以文官的地位比武官高。

其实这四个门还能对应人体的四脏，四门的功能和人体四脏的功能相吻合。

从五行来看，东华门是木，西华门是金，午门是火，神武门是水，正好符合肝、肺、心、肾的功能，所以东华门是肝，西华门是肺，午门是心，神武门是肾。中央为土，居中，所以前三殿中央为中和殿，后三宫中央为交泰殿，五行都是土，正好是人体的脾胃。

不但故宫城门布局与人体脏腑相对应，而且北京内城、外城、皇城的城门都与人体生命结构相对应。

北京的老城门有“内九外七皇城四”的说法。“内九”，是指北京内城有九门，分别是东边的东直门、朝阳门，西边的西直门、阜成门，北边的德胜门、安定门，南边的崇文门、前门和宣武门。九门分别走九种车，东边的东直门走运送柴炭的车，朝阳门走运粮的车；西边的西直门走运水的车，阜成门走运煤的车；南边的崇文门走运酒的车，前门（正阳门、丽正门）是皇帝出入之门，平民只能走两旁的月门，宣武门走囚车；北边的德胜门是军队得胜班师回朝的门，安定门是军队出征时走的门，表示安心出征，也走粪车。

仔细一想这对应着人体的功能布局，东边为阳，为木，所以城门的名称多和“文”有关，相当于人体的肝，主升发之气；西边为阴，为金，所以城门的名称多和“武”有关，相当于肺，主下降之

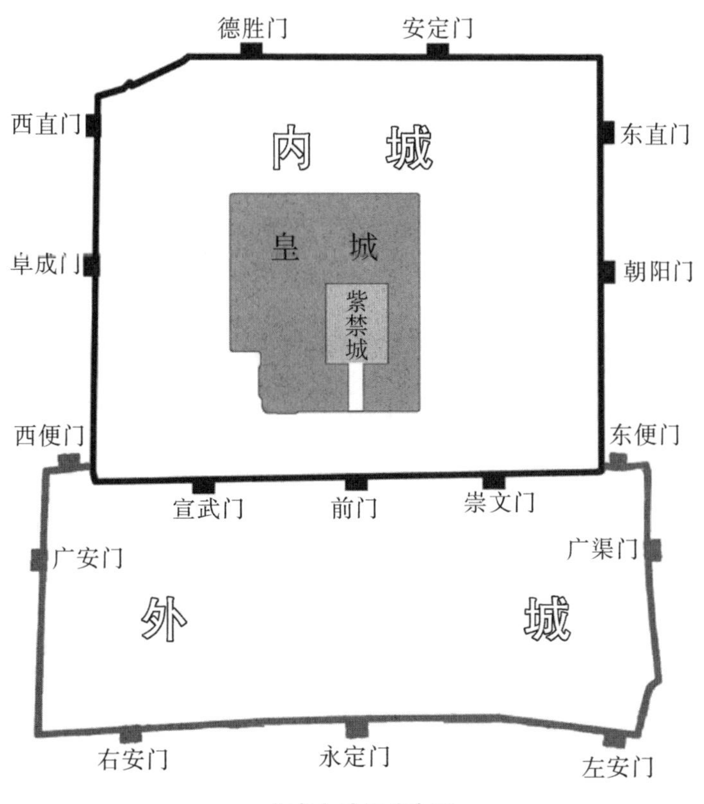

北京九城门分布图

气；南边为火，地位最高，相当于心，心是皇帝，所以前门是皇帝走的，前门原来称“丽正门”，取的就是离卦的意思；北边为水，相当于肾，肾还掌管二便，所以安定门还走粪车。

总之，人体反映了天地的阴阳运行的规律，建筑也反映天地和人的阴阳运行的规律。从故宫和北京城的布局可以看出，古人天人合一的大智慧无所不在。

◎人体是一个小宇宙

通过阴阳五行，中医将人体与宇宙紧紧联系在一起，构成了一个人身小宇宙。不但人体本身是一个小宇宙，而且人体宇宙和天地宇宙又构成一个天人合一的大宇宙。这种分类联系的方法都是依据功能特性、动态联系的原则，将功能相同、行为方式相同、动态或静态属性相同、能相互感应的事物都归为一类，体现了天人相应、天人合一的整体观念和全息思想。

古人不仅将宇宙看成是天地万物的总称，而且看成是时间和空间的总和。宇就是空间，宙就是时间，时间与空间的统一，是东方宇宙学、生命学的基本观念。中医藏象即是一个时空合一的模型。五藏是时间和空间结合的五藏，而不是血肉的五脏。

以《黄帝内经》为代表的中医理论以五行将人体分为五大系统，并与自然界的相关事物联系起来，对整个人体和有关自然事物进行五行归类，建立起以五脏为核心的人体整体功能动态模型。

五行学说是对阴阳学说的发展。五行学说的长处在于建立了五行之间的错综关系——五行相生、相克、相乘、相侮以及制化、胜复，表明事物与事物之间、事物内部之间互相制约、互相依存的关系。

五行相生相克维持了人体协调统一的正常关系，表现为生理现象；五行相乘、相侮破坏了协调统一的正常关系，表现为病理现象。

五行与阴阳（八卦）相同，具有功能性动态特征，因此不能单纯从物质上去认识，而应从其功能属性去理解。

自然界以四时（五时）阴阳为核心，四时阴阳涵盖了五方、五气、五味等自然因素以及它们之间的类属、调控关系；人体以五脏阴阳为核心，五脏阴阳涵盖了五体、五官、五脉、五志、五病等形体、生理、病理各因素以及它们之间的类属、调控关系。自然界的四时阴阳与人体的五脏阴阳相互收受、通应，共同遵循阴阳五行的对待协调、生克制化的法则。

我们静下心来看一看下面这张表，就可以知道《黄帝内经》是怎样以五行为核心将天地宇宙与人体宇宙联系在一起的。

五行归类系统表

五行	木	火	土	金	水
五脏	肝	心	脾	肺	肾
五腑	胆	小肠	胃	大肠	膀胱
五窍	目	舌	口	鼻	耳
五体	筋	脉	肌	皮	骨
五华	爪	面	唇	毛	发
五志	怒	喜	思	忧	恐
五神	魂	神	意	魄	志

续表

五方	东	南	中	西	北
五季	春	夏	长夏	秋	冬
五气	风	暑	湿	燥	寒
五化	生	长	化	收	藏
五色	青	赤	黄	白	黑
五味	酸	苦	甘	辛	咸
五音	角	徵	宫	商	羽
五声	呼	笑	歌	哭	呻

三、保养五脏的方法

◎养心的四种方法——养神、按摩、食补、午休

在五脏养生当中，养心最为重要。如何养心？要做到以下四个方面。

第一，按摩以打通心肾。

“精神内守法”是养心的最好方法，它既要求内守神气，又主张精和神二者的互相修炼。我们知道，肾藏精，心藏神，所以要同时修炼心肾，才能达到心肾相交。

这里介绍一种非常实用的方法：按摩心包经和肾经上的两个重要穴位——手上的劳宫穴和脚上的涌泉穴。这两个穴位互相搓揉，就能起到打通心肾的作用。

劳宫穴取穴很简单，伸手握拳，中指扣到的地方就是劳宫穴。劳宫穴是心包经上面的穴位，所谓“心包”，就好像是在心的外面保护它的包膜，它可以“代君受邪”，每当有邪气侵犯心的时候，

它就出来保护，先被侵犯。

涌泉穴位于脚底，如果把脚板分成三份的话，涌泉穴就在前三分之一和后三分之二交接的位置。顾名思义，它就像泉水涌出来一样，涌泉穴就是“肾精”出入的地方。

劳宫穴与涌泉穴互相摩擦，用右手的劳宫穴去对着左脚的涌泉穴搓揉，直到温暖发热为止；反过来，用左手的劳宫穴对着右脚的涌泉穴去搓揉。时间最好是子时、午时、卯时、酉时四个时辰。这样，可以达到心肾合炼的目的。

这个方法还可以治疗失眠，因为失眠大多是由心肾不交造成的。在临睡前这样两穴相搓，直至发热，心肾相交了，自然也就睡得踏实了。

第二，多吃补心的食物。

补心要分是心气（心阳）不足还是心血（心阴）不足。心气（心阳）不足者容易出现心悸气短，胸闷乏力，失眠多梦，健忘怔忡，面色无华，舌淡苔白。而心血（心阴）不足者易心悸而感到不安，心烦失眠，多梦易惊，健忘头昏，面色无光泽，舌淡。

如果是心气（心阳）不足，可以吃一点人参、肉桂、灵芝。如果是心血（心阴）不足，可以吃一点桂圆、大枣、莲子等。下面介绍几种食物的吃法。

桂圆：有益心脾、补气血、安心神的作用，可用桂圆肉泡茶常饮，或煮桂圆粥食用。

酸枣仁：宁心安神，可以配合桂园和芡实，煮汤后睡前服食，对心血不足型心悸颇有裨益。也可单用酸枣仁15克，捣碎后同粳米煮粥食。

莲子：先将干莲子磨粉，每晚取莲子粉50克、桂圆肉30克，同粳米50～100克煮成稀粥，然后加入冰糖适量，临睡前服食1小碗。或用干莲肉50克、桂圆肉30克、冰糖少许，一同煮水喝。

人参：可用人参3克，切片，每天泡茶饮。适宜心气虚弱，产后、病后体虚之人心功能不全而心悸时食用。

肉桂：可选用桂枝10克、炙甘草6克，一起煮水代茶频饮。此法适宜心气虚弱型心悸者服用。

黑木耳：性平，味甘，有滋阴、养胃、活血、润燥的作用。清代食医王孟英认为它能“补气，活血”。根据现代医学研究，黑木耳是天然的抗凝剂，能防治动脉硬化、冠心病、高血压和高脂血症。因此，凡心血管疾病导致的心悸者，宜经常服食。

银耳：性凉，味甘淡，能滋补健脑、益肺强心。它不仅是滋补品，同时也是一味扶正强壮剂，是心气不足和心血不足者的食疗品，与红枣、莲子等一同炖服，最适宜神经衰弱型心悸和肺源性心悸之人早晚空腹食用。

灵芝：性平，味甘，有治疗虚劳的作用。心气不足，包括冠心病、神经衰弱、心律失常、体质虚衰的人，可以经常食用。有报道称，单服灵芝糖浆对冠心病所致的心悸、心跳、气短等症状的改善率达到64.5%，对心律失常的心悸、气短也有很好的控制作用。

茯苓：善安心神，性平，味甘淡，有宁心安神的作用。补气名方四君子汤就用了茯苓。

另外，心血不足者还可以服食菠菜、阿胶、松子仁、当归、何首乌等，心气不足者还宜服食党参、黄芪、太子参、蜂蜜、西洋参、炙甘草、羊心、牛心等。

当然，如果是心慌、心悸、胸闷或者查出来有心脑血管疾病，就应立即去看医生。

第三，午时睡午觉。

因为心活动最活跃的时候是在午时，也就是上午11点到下午1点。午时是阳气上升的最高点，午时过后，阳气就下降，阴气就开始上升了。因此，这个时候是阴阳相交合的时候，所以一定要注意休息。如果是练功，这个时候练功效果非常好；如果不懂得练功，你就午睡，睡好“子午觉”，就会在阴阳交接的时候保持住心气。

第四，效仿陶渊明，心平气和地养神。

因为心主神明，所以养神就是要心气平和，保持心神的虚静状态。心是离卦，代表心火，这个卦象外面是阳中间是阴。外边是实的，中间是虚的，表示人要虚心，虚心就是清净，气定神闲。

古人是特别注重修心、静心的。晋代大诗人陶渊明有一首非常有名的诗：“结庐在人境，而无车马喧。问君何能尔，心远地自偏。采菊东篱下，悠然见南山。山气日夕佳，飞鸟相与还。此中有真意，欲辩已忘言。”

这首诗是怎么体现修心养心的呢？这首诗一开始说：“结庐在人境，而无车马喧。”就是说我们都生活在一个非常嘈杂的世界里，每个人都有很多的途径，都面临着很多的选择。但是，虽然世界很嘈杂，却听不到车马的喧嚣声。是真的听不到吗？不是的，是自己的心很静，完全摆脱了外界的干扰。

“问君何能尔，心远地自偏。”问你为什么能达到这样的境界，是因为心很遥远的缘故。这个“心远”实际上指的是心很清净、很安宁，显得外在的东西都离自己很遥远。现实是嘈杂的，但只要“心远”、心灵虚静，就听不见外界的喧闹了。

“采菊东篱下，悠然见南山。”是历代传颂的名句，指人的心灵乐园。心清净下来了，所看到的万事万物都是一片美好的景象。

“山气日夕佳，飞鸟相与还。”在傍晚，看到山那边的夕阳落下了，这个时候的陶渊明，内心很平静，所以非常欣赏这一片晚景，觉得这片风景是最好的；飞鸟纷纷回归处所，暗指我们每个人的心也要回到自己该去的地方，飞往那个清净的地方。

这首诗是陶渊明以自己的心境感受晚景的无限美好，可以说是“夕阳无限好，晚霞别样红”。而同是晚景，唐代的诗人李商隐就觉得“夕阳无限好，只是近黄昏”，情绪比较消沉。所以，养神就是要清心、修心，这也是最重要的。

陶渊明还有一首著名的诗：“纵浪大化中，不喜亦不惧。应尽便须尽，无复独多虑。”大意是说，不管遇到什么样的风浪，什么样的变化，只要心静下来，不要过喜也不要过于恐惧，不要计较得失，该舍去便舍去，就可以“采菊东篱下，悠然见南山”了。陶渊明在修心、养心方面是我们的一个典范。

◎养肝的四个方面——情志、饮食、睡眠、劳作

如何养肝呢？主要是从情志、饮食、睡眠、劳作四个方面入手。

第一，戒躁。

肝疏泄气机、疏泄情志。如果一个人经常发怒，是肯定会影响到肝的。当肝气郁结时，人就容易感觉郁闷，抑郁症就会接踵而至。所以平时，每个人都应该注意保持情绪的稳定，遇事不要太激动，尤其不能动怒，因为怒则伤肝。

如果肝气过旺的话，中医称作肝火上炎，容易诱发高血压病。所以高血压病患者一定要注意保养肝气，保持情绪稳定，保持一种平和的心态。

如果已经患上了心脑血管疾病，平时还不注重保养肝气，好激动，爱发火，就很容易诱发脑卒中、脑梗死。如果情绪不稳定又有肝气虚的情况，就会引起虚脱。

所以，养肝的第一要务就是保持情绪的稳定。

第二，饮食要清淡。

尽量少吃或不吃辛辣、刺激的食物，这些食物会损伤肝气，直接影响到肝。譬如，生姜、辣椒这些东西要尽量少吃。多吃新鲜蔬菜、水果，不暴饮暴食或饥饱不匀。如果想养肝血，可以吃枸杞、当归、阿胶及动物的肝脏，它们有助于养肝血。春气通肝，春季易使肝旺。肝开窍于目，若肝血不足，则易使两目干涩，视物昏花。所以中医有一句话："春令进补有诀窍，养肝明目是首要。"

用上面提到的食物可以做出非常美味的佳肴，比如猪肝枸杞汤、枸杞红枣鸡蛋汤等。此外，还可以常喝丹参黄豆汤，做法是把丹参洗净放砂锅中，黄豆洗净用凉水浸泡1小时，捞出倒入锅内加适量水煲至黄豆烂，拣出丹参，加蜂蜜调味。此汤是补虚养肝的著名食疗方，最适合患有慢性肝炎的人食用。

养肝还有一个很重要的方法，就是多饮水、少饮酒。肝脏代谢酒精的能力是有限的，所以多喝酒必伤肝。

同时，保持五味不偏，食物中的蛋白质、碳水化合物、脂肪、维生素、矿物质等要保持相应的比例。

第三，保证充足睡眠。

《黄帝内经》记载“卧则血归于肝”。这句话是什么意思呢？它的意思是当人睡着时，体内的血就会归到肝里面去了。肝的功能之一就是藏血，所以人养肝就要多注意休息，而且是卧下休息，要有好的睡眠。那什么时候睡觉最好呢？

中医认为，亥时（晚上9点到23点）应该入睡了；到子时、丑时，就应该进入深度睡眠，因为子时（半夜）走的是胆经，丑时（凌晨1点到3点）走的就是肝经了。所以这个时候人们一定要卧床休息，进入深度睡眠。

第四，不要过度疲劳。

《黄帝内经》提到“肝为罢极之本”，就是说肝是耐受疲劳的。肝气足，就耐受疲劳；肝气不足，就容易觉得疲劳。所以不要经常疲劳工作，也不要疲劳运动，疲劳会有损肝脏。

在春季开展适合时令的户外活动，如散步、踏青、打球、打太极拳等，既能使人体气血通畅，促进吐故纳新，强身健体，又可怡情养肝，达到护肝保健的目的。服饰要宽松，披散头发，形体得以舒展，气血不致淤积，肝气血顺畅，身体必然强健。

生活中从以上四个方面多加注意，就能达到养肝的目的。

◎养肺的三个坚持——坚持节奏呼吸、坚持饮食调养、坚持情绪开朗

怎样养肺呢？要坚持以下三个方面。

第一，让慢呼吸变成一种习惯。

肺是主全身呼吸的一个器官，肺主全身之气，其中一个就是呼吸之气。要通过呼吸吐纳的方法来养肺，怎么呼吸呢？有一种方法：使呼吸节律与宇宙运行、真气运行的节律相符，也就是要放慢呼吸，一呼一吸的时间要尽量达到6.4秒。要经常做慢呼吸、深呼吸，这样可以养肺。

《黄帝内经》还介绍了一种呼吸的方法，叫闭气法，就是屏住呼吸，叫“闭气不息七遍”，这种方法有助于增强肺功能。先闭气，然后屏住呼吸，尽量坚持到你不能忍受的时候，再呼出来，如此反复七遍。

第二，多吃润肺的食物。

像玉米、番茄、黄豆、大豆等蔬菜、豆类以及梨等水果，都是有助于养肺的，应该多吃一些。

秋令养肺最重要，肺喜润而恶燥，燥邪会伤肺。秋天气候干燥，空气湿度小，尤其是中秋过后，风大，人们常有皮肤干燥、口干鼻燥、咽痒咳嗽、大便秘结等症状。因此，秋季饮食应“少辛增酸”“防燥护阴”，适当多吃些蜂蜜、核桃、乳品、百合、银耳、萝卜、秋梨、香蕉、藕等，少吃辛辣燥热与助火的食物。饮食要清淡。

此外，中秋后室内要保持一定湿度，以防止秋燥伤肺，还要避

免剧烈运动使人大汗淋漓，耗津伤液。

第三，情绪务必要开朗。

这点非常重要，因为肺气虚容易引起悲伤，而悲伤又会直接影响到肺，所以要戒忧。林黛玉就是悲悲戚戚伤到肺才早逝的。《红楼梦》里的《好了歌》就告诉人们要看开。

“世人都晓神仙好，唯有功名忘不了；古今将相今何在，荒冢一堆草没了。”大家都知道做神仙很好，但是功名却忘不了，都追求功名；在功名追求不到的时候，就要悲伤了。你看古今帝王将相，他们的功名是最高的吧，可他们现在在哪里啊，都在坟墓里埋着呢。

“世人都晓神仙好，唯有金银忘不了。”“世人都晓神仙好，唯有娇妻忘不了。”现在的社会为什么多忧伤？追逐钱财女色，平生只恨聚无多，直至多时眼闭了。

“世人都晓神仙好，唯有子孙忘不了。”尤其是在中国，都重视子肆，一辈子辛辛苦苦就为了下一代，可是“痴心父母古来多，孝顺儿孙谁见了”。

当然，《好了歌》是比较消极的，但是只要以这种长远的眼光来看待事物，把事情的终极看清楚，那就没有什么忧愁悲伤，也就不会因为情绪而伤害到肺了。

特别到了深秋时节，面对草枯叶落花零的景象，在外的游子与老人最易伤感，使抗病能力下降，致哮喘等病复发或加重。因此，秋天应特别注意保持内心平静，以保养肺气。

◎养脾先养胃——饭吃七分饱，夏天重养脾

首先，养脾要和养胃结合在一起。

因为脾胃是起升清降浊的作用，所以饮食千万不要过饱，过饱之后就增加了脾胃的负担，会引起很多的问题。现代人都不是饿死的，都是贪多撑死的。宴会上推杯换盏，吃得比平常在家里还多，所以尤其是应酬多的人要注意，要养好自己的脾胃，吃得有七八分饱就不能再吃了，这一点非常重要的。

其次，揉胸摩腹。

适当运动可以帮助“脾气”活动，增强其运化功能。青年人可做仰卧起坐，在每天起床和睡前做20～40次。老年人则宜按摩腹部，即仰卧于床，以脐为中心，顺时针用手掌打圈按摩。因为脾胃是在中焦的位置，如果直接按摩脾胃会不舒服，所以可以拍打、按摩位于脾胃上方的中丹田（膻中穴）和下方的下丹田。膻中穴和下丹田之间就是脾胃，所以在膻中穴和下丹田两个位置要多做一些按摩。这就是我提倡的“五心按摩法”，胸心和腹心要经常按摩，也有助于脾胃的调养。

最后，要注意饮食。

多吃利脾胃、助消化的食物，而不要去吃那些不利于消化的东西。尤其是夏天，要多食用各种粥养益脾胃。

莲子粥，莲子50克、白扁豆50克、薏仁米50克、糯米100克共煮粥食。

山药茯苓粥，山药50克、茯苓50克、炒焦粳米250克煮粥。

若是食欲不佳，不妨用饮食疗法来达到健脾开胃的目的，比如

用生蒜泥加糖醋少许饭前食用，或者用山楂条、生姜丝拌食，还可用香菜、海蜇丝、食盐糖醋少许拌食。

需要强调的是，夏天尤其要注意养脾，因为脾位于人体中部，按中医学所划分的季节，有“脾主长夏”之说，长夏还有一种说法就是农历的六月。这个时候天气炎热，湿热蒸炎，四肢困倦，精神疲惫，身热气高，人体消耗较大，需要加强脾的护养。人们往往喜欢多食冷饮，生冷食品容易伤脾，造成“脾失健运”，导致很多人不思饮食、乏力等。通过养脾可起到开胃增食、振作精神的作用。另外，夏天过后是秋、冬季，脾胃功能不好，则易在秋、冬季生病。

◎养肾有三个基本方法——节欲保精、按摩、食补

养肾与养精有异曲同工之妙。我在讲精气神的保养时，已经说了如何养肾精的问题，这里再简单介绍一下。

第一种，节欲保精。因为肾主管的是精气，所以房事不能过度，要有节制，欲望也不能过多。

第二种，按摩。因为肾是在腹腔的下部，所以经常按摩下丹田和后丹田，有助于养肾。下丹田是在肚脐以下一寸半的位置。肚脐以下三寸的位置叫关元穴。后丹田是在命门位置，命门穴是肚脐正对的后方。其下相当于前丹田的位置，叫腰阳关穴，这几个穴位要一起按摩。可以一只手在前，一只手在后，下丹田和后丹田一起按摩。

第三种，食补。多吃一些补肾食物，如核桃、枸杞、大豆、黑豆、芝麻等，有助于保肾。

我在讲养肺的时候，介绍了《黄帝内经》的“闭气法”，实际上闭气和生津是紧紧结合在一起的。《黄帝内经》说，人如果肾气不足的时候要闭气，然后舌头的下面就有一些津液，这些津液太重要了，是“琼浆玉液”，所以一定不能吐掉，是非常宝贵的东西，要把它咽下去，有助于保肾。

同时，我们还可以做这样的动作，比如叩齿。经常叩齿，可以养肾，因为“齿为骨之余”。还有一个方法，小便时尽量咬住牙齿，肾司二便，此时咬住牙齿也有助于保肾。

四、六腑养生——传而不藏，保持通畅

六腑，就是胆、胃、小肠、大肠、膀胱、三焦的总称。腑，原作府，原本是收藏文书和货物的地方。六腑之“府”，是与五脏之“藏”相对而言的。这说明六腑的共同生理功能是受纳腐熟水谷、传化精微、排泄糟粕。和五脏不同，五脏的功能是“藏”，以藏精气为主。五脏能储藏人体生命活动所必需的各种精微物质，如气、血、精、津等。具体来说，心藏脉，肺藏气，脾藏营，肝藏血，肾藏精，五脏是藏而不泻，六腑是泻而不藏。六腑的主要功能是“传”，是传而不藏，就是传化水谷、传化饮食。《黄帝内经》说：“六腑者，传化物而不藏，故实而不能满也。”说明六腑一定要保持通畅，水谷在体内不能久留。所以六腑一定是“以通为用”“以降为顺”。

六腑好比是我国古代伟大的水利灌溉工程都江堰。这座建造于

公元前3世纪，由战国时期秦国蜀郡太守李冰及其子率众修建的大型水利工程，是全世界迄今为止，年代最久、唯一留存、以无坝引水为特征的宏大水利工程。经过了2200多年，至今仍发挥着巨大作用，造福于人民。都江堰水利工程最重要的特征就是“通”，它充分利用当地地理条件，根据江河出山口处特殊的地形、水脉，乘势利导，无坝引水，自流灌溉，使堤防、分水、泄洪、排沙、控流相互依存，充分发挥了防洪、灌溉、水运和社会用水的综合作用。试想一下，如果都江堰不是用“通”而是用“堵”的原理造出来的，那能留存到今天吗？世界上那些采用“堵”的方法建造起来的水利工程有哪一座能留存千年的？

六腑的共同生理特点是“传化物而不藏”，就像都江堰水利工程。具体地说，胃腐熟水谷、主降浊，胆的疏泄胆汁，小肠的泌别清浊，三焦的通调水道等。要使六腑的出纳、消化、转输等主要功能得以正常进行，必须保持其通畅无阻。后世从大量的临床实践中，总结出“六腑以通为用”的理论，对六腑病证的治疗具有指导意义。

六腑养生的最重要方法就是保持六腑的通畅。六腑就是要“通”，如果通了，泻而不藏了，人就健康了；如果不能做到“泻而不藏”，势必导致水谷与糟粕的停滞或积聚，那就要生病了。所以六腑病多为实证。治六腑病最重要的方法也是“通”。

六腑“以通为用”，六腑是相互连接的，每个腑都必须保持“泻而不藏”的特性，及时排空其内容物，才能保持通畅。六腑功能正常，与脏腑互相作用，使机体处于“阴平阳秘”的健康状态。

比如，要保持大小便的通畅，尤其是中老年人千万不要憋尿、憋大便。中老年人便秘是很痛苦的，也是很危险的。怎样解除？方法很多，比如每日早起空腹喝一两碗热紫菜汤，对便秘有显著疗效，加少许醋效果更好。还有奶蜜葱汁也可以治老人便秘。生吃胡萝卜、白萝卜也可以治大便干燥、便秘。吃红薯、大枣、荷叶茶可以防治便秘。

现在有一种时尚就是洗肠，号称不仅能治疗便秘，还能清除体内毒素，更有祛斑减肥的效果，说得很神。我看要慎重，没有必要人为地去洗肠。洗肠是短期行为，通过一次性大容量地向大肠灌水，有利于大便排出，但这并没有治疗作用。说到底，洗肠不过是一次更为彻底的通便。洗多了肠道的蠕动性会降低，便秘的概率会加大。治疗便秘，首先应从生活上调节，除药物治疗外，应该多喝水，调整饮食结构，多吃一些粗纤维的食物，以刺激肠道蠕动，养成定时排便的习惯。

五脏六腑的养生实际上是一个综合的效应，不是只养某一脏，其他脏腑都不管，而是都要养护好。

五脏六腑的调养，这里主要介绍了精神、饮食以及形体锻炼等方面的做法。这些做法并不困难，没有什么高深的东西，关键是要坚持。养生不是三天打鱼两天晒网，而是要持之以恒，形成一种习惯，落实在日常生活的点点滴滴当中。所以说养生其实是一种生活态度、生活方式，更是一种生活习惯。愿大家都能养成良好的生活习惯，达到五脏六腑的阴阳平和，这样身体就一定能够健康。

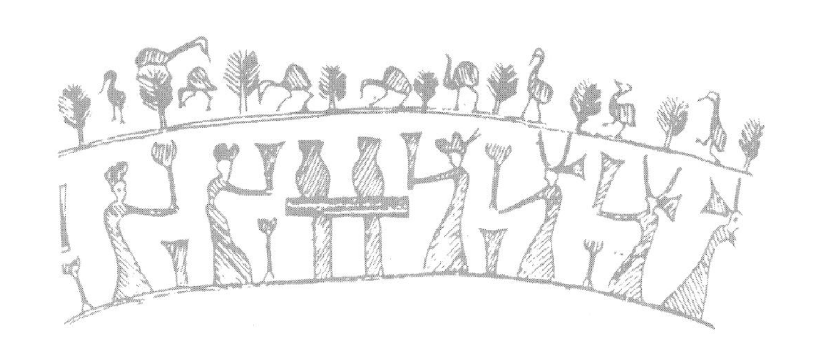

第八章

长生不老，始于经络

——《黄帝内经》中的经络养生

● 源于《黄帝内经》的经络学说
● 十二正经、奇经八脉的作用不只是“决死生、处百病、调虚实”
● 藏在时间里的养生奥秘

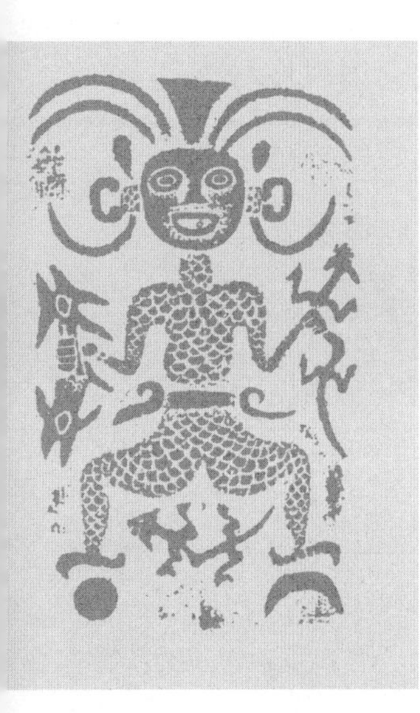

经络是中国人的天才发明，有人称它为“中国第五大发明”，也有人将它列为“中华民族第一大发明”。它是揭开生命秘密的一把钥匙，也是至今仍然引起人们高度关注和激烈争议的一个问题。

经络究竟存不存在？

它是血管，是神经，还是结缔组织？

经络的运行规律是什么？

它对我们的健康起了什么样的作用？

经络这么高深，对于我们普通老百姓来说，能不能掌握经络养生的基本方法呢？

这些问题，我将在下文中为你一一解答。

一、打开神秘的经络之门

经络的神奇激发人们的研究欲望。从20世纪中叶开始，国内外有很多学者采用声、光、电、热、磁等各种现代手段，对经络的循经感传现象进行观察和检测。半个世纪以来，学者们对经络的客观性研究、实质研究一直没有中断过，都在试图揭开经络神秘的面纱。有科学家说，经络的秘密如果最终能解开，可以获得几个诺贝尔奖！

◎经络到底是什么

关于经络、穴位，在很多武侠小说中，我们会看到各种神奇的传说。比如说“哭穴”，功夫高的人一点它人就会哭；“笑穴”，一点它人就会笑；还有更厉害的“定穴”，一点它人就定住了，不能动了。武侠小说里面还写了有关经络的神功，比如说“六脉神剑”等。经络真的有这么神奇吗？

20世纪50年代，中国就有了针刺麻醉，到80年代的时候针刺麻醉更是风靡一时，做手术的时候，就是不用麻醉药，直接针灸就能麻醉了。经络治疗有效果，针灸的神奇有目共睹。

可经络到底是什么？是神经，是血管，还是结缔组织？许多科学家围绕着这个问题进行了深入、多方面的研究，提出了各种各样的假说，但这些假说至今还没有得到证实。

可是经络是的的确确存在的。它的存在，可以从这几个方面看出来：

有的人一按穴位就会感觉气往上走。比如说一按合谷穴，被按者就会感觉到气沿着手臂外侧大肠经的路线一直往上走。

有一部分皮肤病患者，皮损的表面走向，也跟经络描述的走向相似。

曾经有科学家进行研究，在古人描述的经络线路上进行电阻实验，发现经络走向是一种低电阻，比其他部位的电阻要低。还有科学家发现在经络走向的路线上敲击所发出的声音和其他部位是不一样的。甚至有人发现经络的路线上能发出一种非常微弱的冷光。

虽然还没有最后搞清楚经络究竟是什么，但这样奇妙的现象，说明经络确实存在。

◎经络，让生命之树长青

在我看来，生命是一棵树，经络就是这棵树上的气脉！这是我在《易学与中医》一书中的一个比喻。

树有树干、树枝、树叶。它们靠什么维持着生命？靠什么传递着彼此的信息？靠的就是“气”，而传递“气”的通道，就是经络，就是气脉。

生命之树，由气脉连接着树干、树枝、树叶，由气脉传递信息。干、枝、叶上看得见的纹线与看不见的纹线都是经络，经络纵横交错，环环相连。

“气”是物质、能量、信息的三位一体。有了“气”便有了生命，“气”是生命最小、最基本的要素。就“气”的物质与能量、信息的比例而言，似乎更偏向于能量、信息，可以说“气”是一种精神生命体、信息生命体。

因为有了“气”，生命之树才呈现一片绿色；没有了“气”，生命之树就会枯萎。

“气”是流动的，流动就要有路线，就要有通道。经脉、经络就是“气”流动的路线和通道。因为“气”是无形的，所以经脉也是无形的。“气”无处不行走，既可以通过无形的通道行走，又可以假借有形的通道行走，如树上那些有形的纹路、人身上的血管、神经，因此经脉是无形的，又可显现为有形的。

没有“气”，生命之树会枯萎。然而就算有了“气”，但经脉堵塞，“气”也就不通畅，生命之树也会慢慢枯萎。

但为什么摘掉几片叶子，折断几根树枝，甚至砍掉一段树干，这棵树仍然不枯亡呢？道理很简单，因为“气”还在，经脉还在。

◎因为经络的存在，我们的身体才有了手脚等反射区

“气”、经脉并不会因为少一片叶子、少一根树枝、少一段树干就不存在了。“气”和经脉都具有全息性。树干、树枝、树叶也具有全息性。

树干、树枝、树叶不但彼此蕴藏、沟通着各自气的信息，而且每一局部都蕴藏着整棵大树的信息。

人就是一棵生命树，是因为有“气”、经脉、经络，才有了生命。“气”遍布全身，经络纵横交错地分布于躯干、四肢及每一个

全息元。每一个独立全息元如手掌、足底、头部、面部，都能反映全身的信息。

经络通畅，人就健康，生命力就旺盛；经络不通畅，人就生病，就衰亡；而要恢复健康、恢复活力，需打通经络，让正气得以畅通。

二、经络的奇妙作用——黄帝如是说

在《黄帝内经》中，黄帝和岐伯、雷公、少师这些大臣们对经络进行了深度探讨，他们的问答告诉我们，人体确有经络存在，并且有巨大的作用。

或许是这个问题太重要了，它与讨论其他问题完全不同。这一次是由大臣发问，黄帝亲自回答。《经脉》一篇里面有详细的记载。

大臣雷公问黄帝，经络究竟有什么作用？黄帝回答说经脉有三大作用："经络者，所以能决死生，过百病，调虚实，不可不通。"

第一个是"决死生"。能够判断死生，从经络上就可以判断出这个人的生命，是死、是活。

第二个是"处百病"。这个"处"的意思就是治疗，通过经络可以治各种毛病，疏通经络就可以治百病。

第三个是"调虚实"。能够调整人体气血阴阳的虚实。

所以经络"不可不通"，如果经络不通畅，那人必然会患病，严重的甚至会死亡。而如果经络通了，人的病就好了，也就有活力了。

雷公接着又问，这个经络到底是什么，它是怎么走的。黄帝回答，经络实际上就是气血的通道，好像一个环，没有起点和终点。气血的运行是有固定路线的，是一个循环的路线，这个路线就叫作经络。那它究竟有还是没有呢？当然在身上是有的，只是一般的人可能感觉不到；如果是敏感的人，他能感觉到。

我一直有一个比喻，经络好比是飞机的航道。天上的飞机都是按照自己的航道来运行的。航道存在于天空中，就好像经络存在于人的身体中一样。如果没有这整片天空，飞机就不可能正常飞行。就像你去找航道的实体，由什么气体组成，恐怕找不到。经络也是这样，你要去找一个具体的实质，恐怕很困难，因为它可能就是血管、神经、肌肉等这些有形物质综合作用下的产物。

三、人体全身满布经络

雷公接着又问黄帝，经络究竟有哪些，它们都是怎么运行的。

黄帝回答说，经络在人身上非常多，有经、有络，其中经有十二正经，有奇经八脉等。经就是道路，是有固定运行路线的，非常清晰。黄帝介绍得非常详细，描绘得非常清楚，如果不是看到过，是不可能描绘得这么清晰、这么形象的。

从黄帝的描绘中我们可以看到经络在我们人体全身上下都有，是纵横交错的。今天我们大家都很熟悉的一个词——网络，经络就如同网络。

具体地说，“经”和“络”是有区别的，其中纵行的干线称为

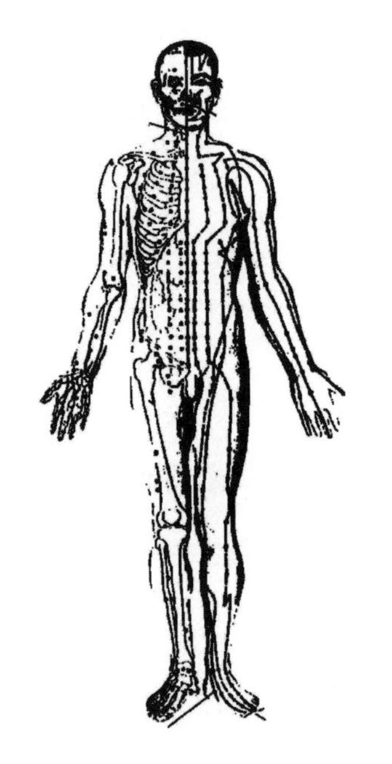
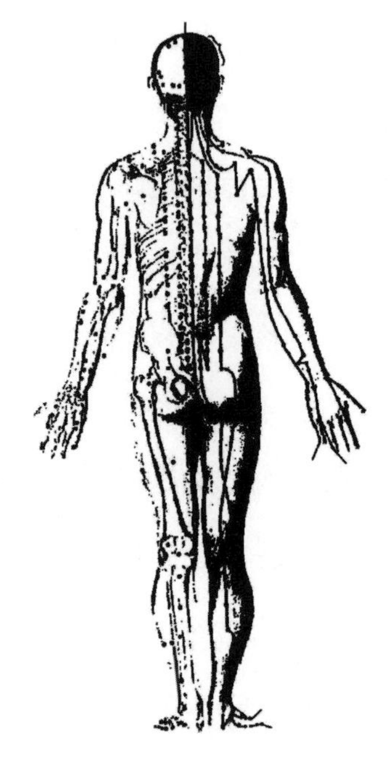

十二正经

经脉，由经脉分出延伸至全身各个部位的分支称为络脉。人体有十二经脉、十二经别、奇经八脉、十五络脉、十二经筋、十二皮部等。其中经脉方面的，以十二经脉为主；络脉方面的，以十五络脉为主。它们纵横交贯，遍布全身，将人体内外、脏腑、肢节连成一个有机的整体。

这里主要介绍经脉。经脉主要有两种，一种叫十二正经，另一种叫奇经八脉。

为什么经脉要分一正一奇呢？十二正经有什么作用？奇经八脉又有什么作用？先看十二正经，这里每一条经脉都可以与脏腑一一对应，这个“经”把脏腑联系起来，而且十二正经具有表里关系，分为六阴六阳，阴阳是可以一一对应的，很有规律，跟脏腑联系又非常密切，所以叫作“正”。奇经八脉，它不直接和脏腑相对应，同时这八条经脉又没有表里对应关系，所以把它称为“奇”。

四、十二正经能为我们做些什么

十二经脉是从人体的手、脚运行到全身的，所以又称为手六经（三阴三阳）、足六经（三阴三阳）。

手上的三条阴脉是从胸开始发出的，然后沿着手臂的内侧往下走，一直走到手指。内侧为阴，外侧为阳。所以在内侧走的是三条阴脉，叫手三阴。而到了手指后，又往手背开始循行，这就是手上的三条阳脉，叫手三阳，从手指一直走到头。然后由头往下，循着人体背侧往下一直走到脚，称为足三阳。足三阳到了脚趾以后又往上走，沿着人体正面由小腿、大腿往上行，走到腹又走到胸，因为是从脚开始、在内侧走，所以叫足三阴。足三阴到了胸后，又和手三阴交接到一起。但请注意，它不是三条阴脉、三条阳脉一起走的，而是一条阴脉接一条阳脉，一条阳脉接一条阴脉，这么一条一条走的。

下面我们就来看看怎样按照十二正经来养生。

十二正经走行顺序

手三阴经（从胸走手）→手三阳经（从手走头）→足三阳经（从头走足）→足三阴经（从足走胸）。

同名的阳经在头面部相交接，同名的阴经在胸部交接，相表里的阴经与阳经在四肢顶端交接。

◎肺经：十二正经之首，通治肺、大肠、胃三脏之疾

肺经又叫手太阴经，是从中焦胃脘开始的，一直到肺，然后往

上再沿着手臂的内侧往手指一直走。

具体描述是这样的：开始于中焦，下络大肠，环循胃口，上行到胸中，联系到肺，再上行咽喉，横行到胸部外的上方，又从腋下沿着上肢内侧前缘下行，到腕部寸口（桡动脉搏动处）经过鱼际，一直到拇指指端；还有一个分支到了食指指端。

这根经脉有什么用？当然是与调节肺有关系。它可以治肺气不足、气血虚的毛病，比如肺胀、胸满、咳嗽、气喘等；还可以治大肠的毛病；因其还联系到胃，所以对胃的调理也有一定的作用。

肺经循行最旺、最强盛的时候在寅时，也就是早晨的3点到5点。为什么它是第一条经脉呢？我们知道，一年是从春节开始的，春节就叫寅月，万物复苏，生命力旺盛，所以人的经脉也是从肺经开始的。

肺经上的一个穴位非常有名，叫列缺穴。把两只手的虎口交叉，然后按下来，食指终点的位置就是列缺穴。这个穴位是三经交汇的地方。有一首《四总穴歌》："肚腹三里留，腰背委中求，头项寻列缺，面口合谷收。"其中"头项寻列缺"，就是说列缺穴可以治头和颈

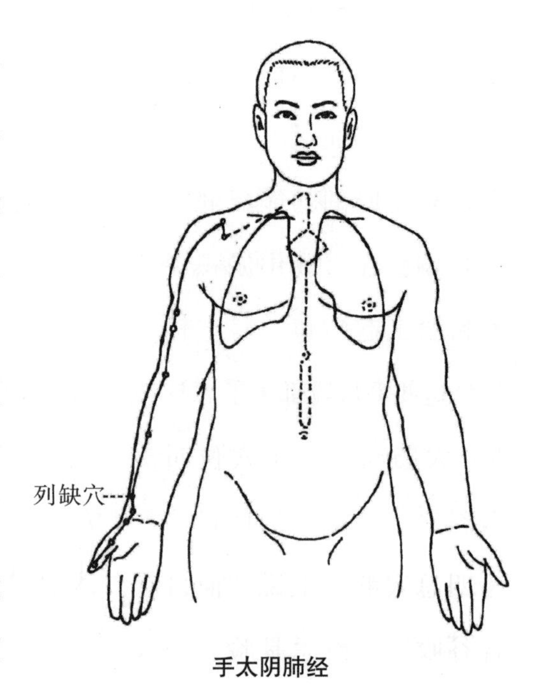

手太阴肺经

部的毛病，还可以治感冒、气喘、咳嗽等，是清肺热、补肺气的常用穴位，可以经常按摩。

◎大肠经：胃肠病、皮肤病，一肩来挑

连接肺经的叫大肠经，又叫手阳明经。它起于食指的上端，经过手背与上肢，在前侧一直走到肩，经大椎穴（肩关节的前缘向后到第七颈椎突出处），再往前行到了锁骨，进入胸腔、络肺，向下经过膈肌，下行属大肠。

大肠经是一条多气多血的经脉，它除了能治疗肠胃疾病外，还能有效防治皮肤病。中医讲肺主皮毛，大肠经与肺经相表里，肺中浊气不能及时排出时，便会通过大肠来排泄。若是肺的功能减弱，毒素就会在大肠中淤积，然后脸上起痘痘、身上长湿疹这些毛病就都来了。

大肠经有一个穴位叫合谷穴，在虎口的位置。《四总穴歌》中说“面口合谷收”，意思是脸、口

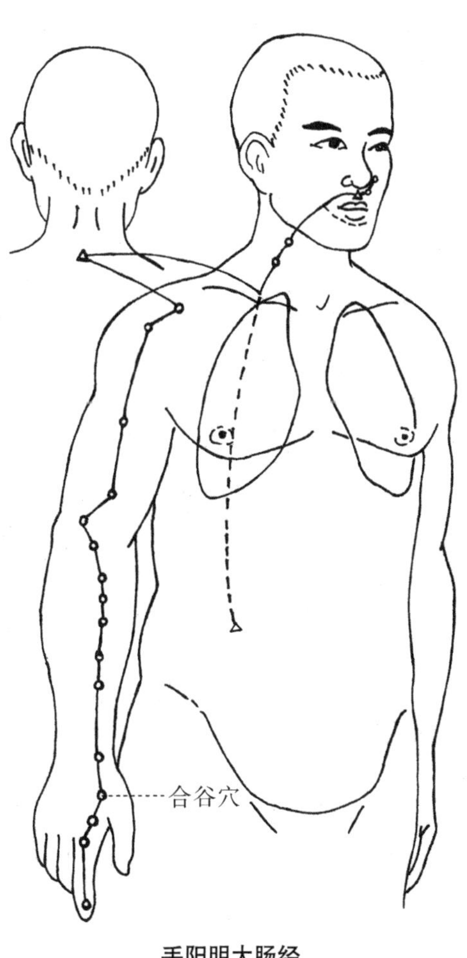

手阳明大肠经

的病症都可以通过合谷穴来取穴扎针，比如牙齿疼、面瘫、面部痉挛等。平时经常按摩它也是有好处的。

◎胃经：从头到脚都有用

连接着大肠经的就是胃经——足阳明经。这条经的运行路线非常复杂。起于眼睛下的承泣穴，沿着鼻子向上行，到左、右侧时汇合于鼻根部，旁行入眼睛内，再向下沿着鼻子外侧，入上齿中，然后在嘴的两边环绕着嘴唇，接着返回往下，沿着发际到了额前。

又有一些分支从大迎穴的前方下行到人迎穴，沿着喉咙往下走，一直走到大椎（因为它是在后部运行），又到了缺盆，深入体腔，下行经过膈肌属到胃，所以就叫胃经。

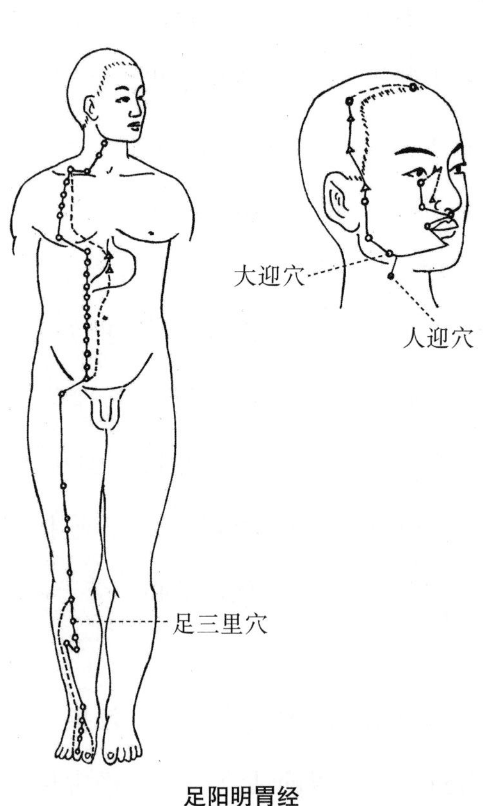

足阳明胃经

另外还有一条可以从缺盆出来，到体表，沿着乳房中间往下行，往下绕过肚脐的两旁，在肚脐的两边往下行到腹股沟。

还有一条分支是到了大腿的前侧，沿着膝盖、髌骨继续往下行，在足三里穴分出来一支再往下行走，到脚中指的外侧端。另有一条分支走到脚上的大拇指外侧端。

胃经最大的功能是处理脾胃的问题，比如胃疼、腹胀、呕吐、泻泄等。此外，经络还能防治它经过部位的一切不适，而胃经从头走到脚，所以对全身上下的毛病，它几乎都有用。

足阳明胃经有一个著名的穴位——足三里穴，沿着膝盖下方，在膝盖窝处，四指横放，胫骨的外侧方就是。足三里穴是一个长寿穴，要经常按摩、敲击。

◎脾经：脾胃的保护神

胃经循行到脚上大拇指的内侧，就跟脾经相交了，脾胃相为表里，称作足太阴脾经。

脾经起于足的大趾内侧端，沿着内侧往上走，过了内踝，沿着小腿内侧的正中线往上行，到了内踝上8寸的地方，就沿着大腿内侧的前缘往上行，进入腹部，联络到脾，又联络到胃，然后继续往上，穿过了膈肌，沿着食道的两旁，连接着舌头。它有一个分支注入了心，交于手少阴心经。

脾经治脾胃的毛病最有效果，所以我们要养脾胃的话，一定要经常按摩这

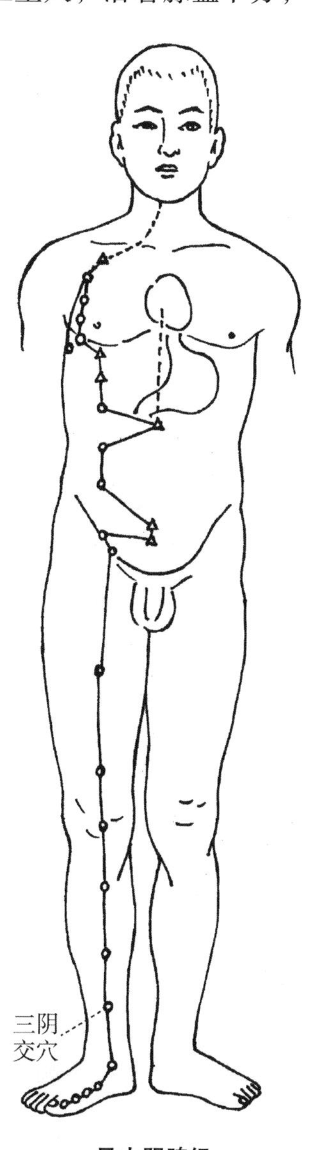

足太阴脾经

条经脉。

这条经脉上有一个穴位叫三阴交穴，就在内踝的上边，内踝骨尖往上3寸的位置，有一个凹陷的地方就是。它是治妇科病的穴位，一般妇科病按摩这个穴位都是有效果的。

◎心经：专治“心病”

脾经交于心经——手少阴心经。

心经起于心，走出以后，从属心系；向下穿过了膈肌络小肠；其中有个分支从心系上分出来，退回上行经过肺，又往下浅出腋下，沿着上肢内侧后缘，经过肘继续向下行，沿着内侧到了小指，叫少冲穴，交于手太阳小肠经。

顾名思义，心经是和心联系最紧密的一条经络，但凡是心脏的问题，找心经肯定错不了，像心悸、心慌、心痛、胸闷、心神不宁，都是心经的主治范围。

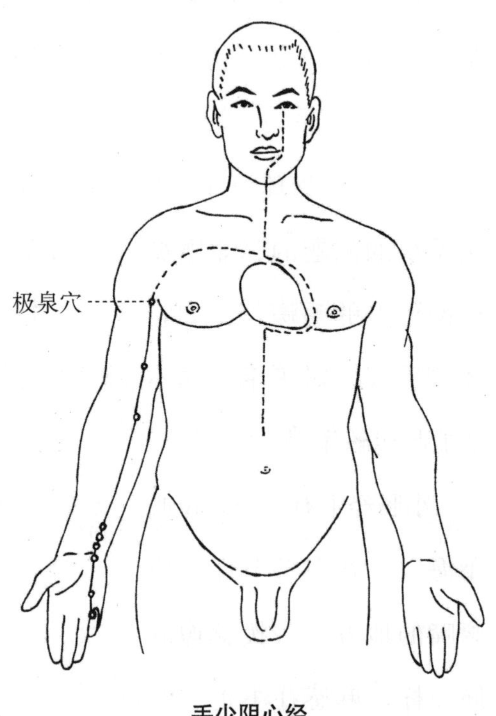

手少阴心经

心经上有一个穴位叫极泉穴，在腋窝下边正中的位置，一拨动马上就会觉得很麻。它可以治一些心脑血管疾病，如冠心病、肺心病、高血压等。经常按摩、拨动这个穴位对心脏是有好处的。

◎小肠经：一经二用两不误

心经连着手太阳小肠经。小肠经的循行路线是起于小指的外侧，沿着手背一直向上走，过肘部，到肩关节的后面，绕过肩胛骨交于肩上（也就是大椎穴），前行经过缺盆，经过体腔联系到心，沿着食道穿过膈肌，到达胃，再往下联系小肠，所以叫小肠经。

它有很多分支，有一条从缺盆出来后就沿着颈部上行到了面颊（凡是阳经都到达头部，所以头部是六条阳经的总汇之处），又退行进入耳中，就是听宫穴。还有一条分支沿着眼睛的睛明穴，交于足太阳膀胱经。

小肠经是处理脾胃等消化系统的问题的，兼顾循行部位上的毛病，比如它经过手臂，对于手臂的不适能起缓解作用。

小肠经上有一个穴位叫小海穴，在肘关节那个像鹰嘴的地方，一拨就像麻筋一样。麻感往下走，有

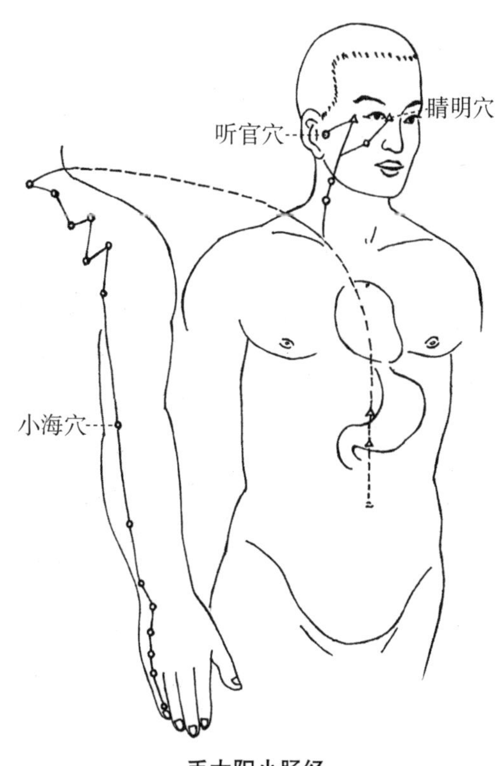

手太阳小肠经

的还往上走。小海穴可以治一些关节炎，像肩关节不舒服，颈椎病引起的手指发麻等，都可以通过按摩它来缓解不适感。

◎膀胱经：不仅是管膀胱

足太阳膀胱经整个的走向是从头部向下，直到后背脊柱两边，再往下行。

它起于睛明穴（也就是眼睛中穴位），向上达到额头，再沿左右向上交汇于头顶部，也就是百会穴。有一条分支从头顶分出来之后就到达耳朵上角，循行的路线是头顶向后行到枕骨的位置，进入颅腔，又回来分别下行到颈部，下行交汇于大椎穴，分别沿着肩胛骨内侧、脊柱两旁1.5寸的地方，到达腰部，深入体腔进到体内。络肾属膀胱，就是把肾和膀胱联系起来，所以这条经叫膀胱经。

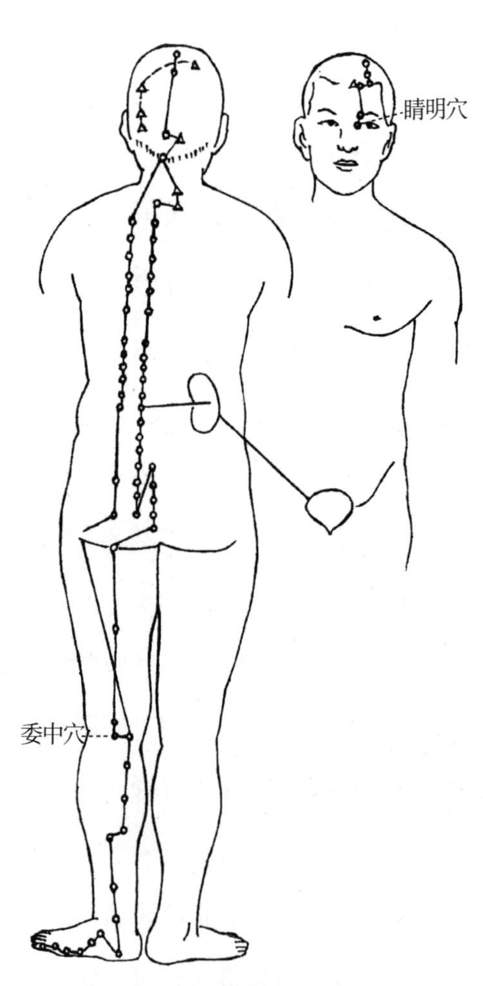

足太阳膀胱经

另一条分支从腰部分出来之后，穿过臀部，从大腿后侧外缘一直下行到委中穴。还有一条分支从腘窝中又继续下行穿过腓肠肌，出走于足外踝后，沿着足背的外侧缘到小指外侧端，到了脚上的小脚趾的外侧，进而相交于下一条经脉足少阴肾经。

膀胱经最主要的功能是治疗泌尿生殖系统的疾病，与此同时，它也是从头巡行到脚的一条经络，所以差不多全身上下的毛病它都能治。

在膝盖的后方叫腘窝的位置，有一个著名的穴位叫委中穴。只要是肩背上有毛病的，都可以按揉这个穴位，也就是《四总穴歌》里说的“肩背委中求”。

◎肾经：养护元气第一经

足少阴肾经是沿着身体内侧往上走的。它起于小脚趾，沿着内踝的后方上行到腓肠肌内侧缘，继续上行到大腿内侧后缘，贯穿脊柱进入腹腔，属于肾，络于膀胱，接着从肾上行进入胸腔的肺中。另有一条分支上行络于心，注入胸中，和心包经相接。

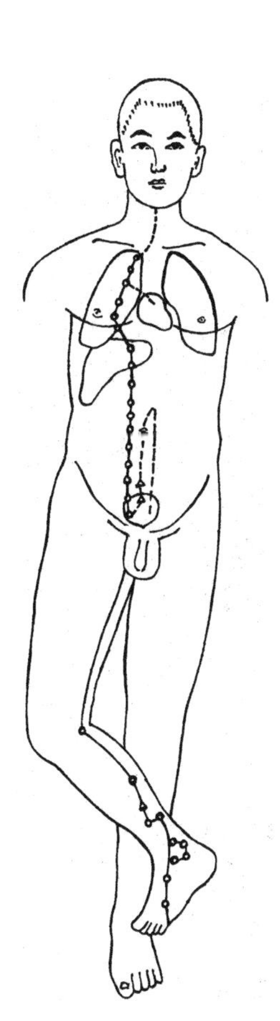
足少阴肾经

肾经主治男科病、妇科病等男女生殖系统病变和肾脏、肺脏的疾病。同时，肾是先天之本，保养好与之相连的肾经，对疾病的治疗能起到事半功倍的效果。

这条经上有一个非常著名的穴位叫作涌泉穴，它也被称为长寿穴，可经常按摩。涌泉穴在脚板心前三分之一正中的位置，可与劳宫穴互相按摩：左手劳宫穴按右脚的涌泉穴，右手劳宫穴按左脚的涌泉穴，能起到心肾相交的作用，可以治失眠。

◎心包经：守卫心脏

手厥阴心包经从胸中开始，出来属于心包络，然后下行穿过膈肌，经过胸部到腹部络于三焦。有一条支线沿胸腔一直上行到达腋窝下，沿上臂内侧进入肘关节，沿前臂内侧继续下行，进入手掌中，到达第四指末端，与另一条经脉——三焦经相接。

心包经主治心、胸等部位的不适，以及一些情志疾病。

这条经上有劳宫穴。伸手握拳，中指所扣掌心的地方，就是劳宫穴。再继续往上行，到手腕上的内关穴，即在腕横纹上面两寸处的凹陷中。此穴也要经常按摩，有利于气血的流畅，体力的恢复。同时它是治疗冠心病、心脏病、高血压的一个很有效的穴位，最关键它还是个急救穴。

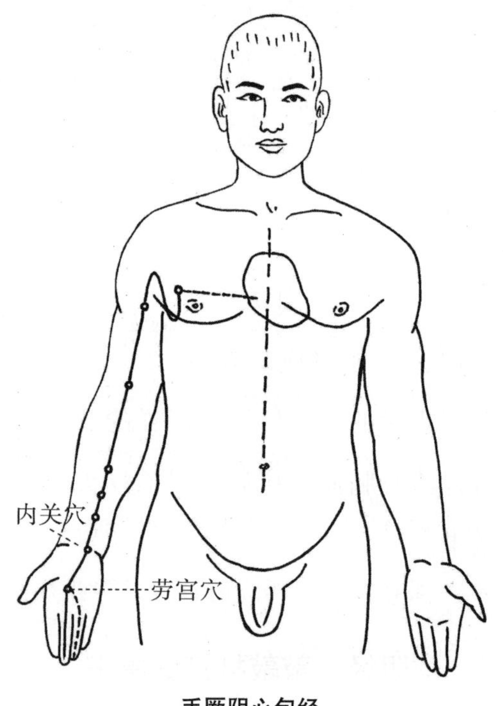

手厥阴心包经

◎三焦经：治热病最有效

再往下是手少阳三焦经，从第四手指末端开始，沿手臂到达腕关节，继续上行，沿前臂外侧、上臂外侧上行到肩关节，进入锁骨上窝，散布于腹腔中部，从胸到腹联系三焦。它的支线上行到面颊部，到达外眼角，与下一条经脉胆经相交。

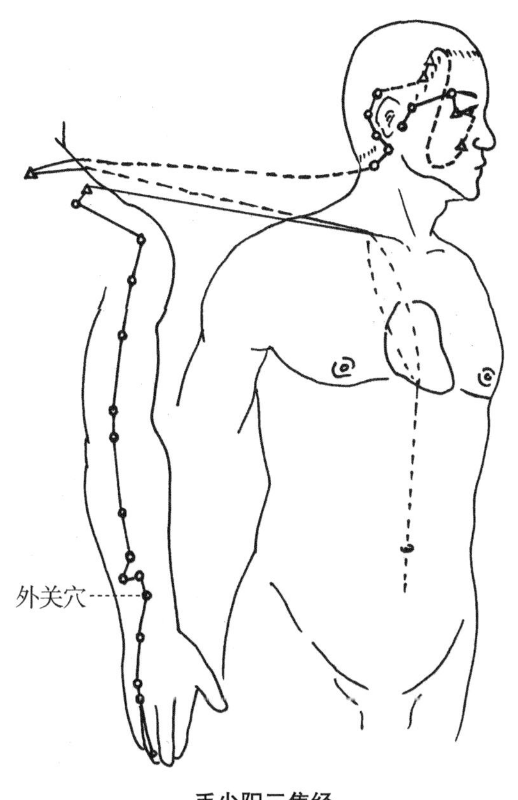

手少阳三焦经

三焦经主治热病、头面部五官的病症以及经脉循行经过部位的病症，比如头痛、耳聋、耳鸣、目赤肿痛、水肿、小便不利、遗尿以及肩臂外侧疼痛等症。

三焦经上有外关穴，与内关穴相对应，在内关穴正对的手背位置。同样的，外关穴和内关穴互相对着按压，可以治心脑血管疾病，对治疗头痛、头晕、失眠、焦虑等病都有效果。

◎胆经：敲敲打打健康来

三焦经之后是足少阳胆经。胆经是循行路线最长的一条经脉。它在头上的循行路线比较复杂，接着往下行，基本是沿着身体的外侧循行，其中有一条从锁骨上窝下行到腋窝部，沿胸部侧面向下行，再沿着大腿、小腿的外侧循行，一直到足背，最后到第四脚趾末端。又有一条最后到达大脚趾端，在这里和下一条经脉肝经交接。

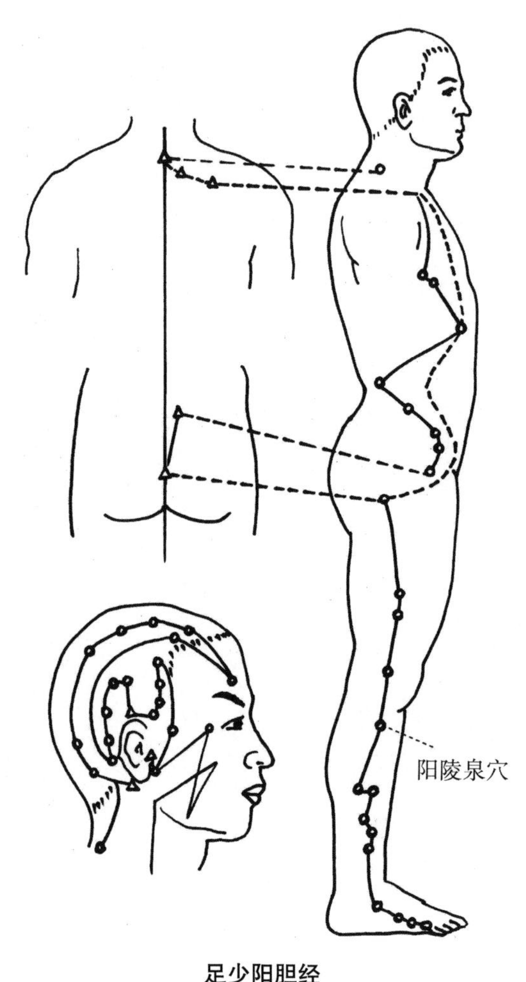

足少阳胆经

胆经的按摩就是敲打，不是要敲哪个穴位，而是整个胆经包括两边都要敲，这样有助于提气血。敲打时要特别注意胆经的环跳穴，它在臀部凹陷的位置，这个穴位比较敏感，敲一下，敏感的人就会发麻，气会上下窜，窜的路线就是胆经的路线。

胆经还有一个穴位在膝关节以下，叫阳陵泉穴，从名字可以看出，此穴是阳气像泉水般汇集之地，它可以治胆病，患有胆囊炎或肝胆不好的人要经常按摩这个穴位。

◎肝经：治肝病的良药

胆经之后是足厥阴肝经。肝经从脚大趾开始，沿着脚背上行到内踝，接着沿小腿、大腿内侧进入阴毛，然后到达小腹，属于肝，络于胆，继续上行一直到头顶。有一条分支上行到肺，和肺经相交接。

肝经上有个穴位，在脚背的第一、第二趾骨之间，叫太冲穴，又名消气穴。生气时按摩此穴位有助于消气，经常按摩还能起到平肝清热的作用，比如感冒、发热，都要经常按摩这个穴位。

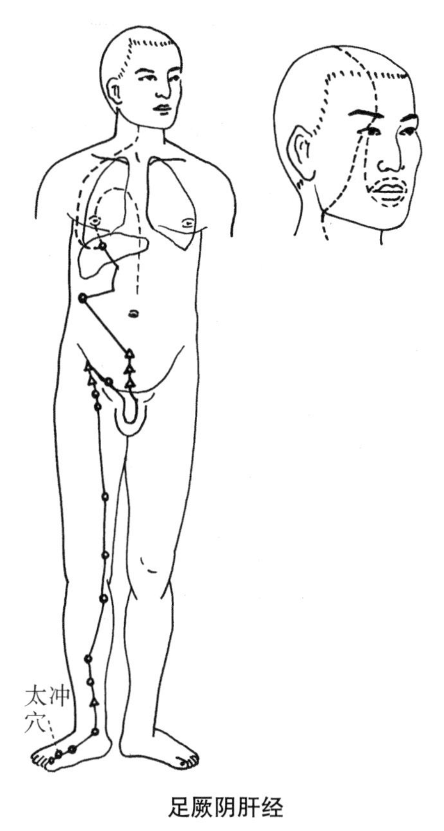

足厥阴肝经

肝经走过之后就回到了太阴肺经，此时十二经络的循环完成。接下来又是一个新的循环的开始。

五、不同时间的经络养生

十二经脉的循环是按照每一天的十二个时辰来运行的。时间不同，经脉气血的旺盛程度也不同。就是说，在不同的时间里，气血最旺盛的经络是不同的。有个口诀：“肺寅大卯胃辰宫，脾巳心午小未中，申膀酉肾心包戌，亥焦子胆丑肝通。”意思是肺经气血最旺的时候是寅时，也就是凌晨3点到5点；5点到7点是卯时，大肠经气血最旺盛；午时是心经气血最旺的时候，所以中午11点到13点宜按摩心经的穴位；而半夜子时是胆经气血最旺的时候，如果23点到凌晨1点还没有休息，可以敲打胆经上面的穴位，有助于人体阳气的生发。

十二时辰经络流注与养生

十二时辰	子	丑	寅	卯	辰	巳	午	未	申	酉	戌	亥
十二经脉	胆	肝	肺	大肠	胃	脾	心	小肠	膀胱	肾	心包	三焦
手足六经	足少阳	足厥阴	手太阴	手阳明	足阳明	足太阴	手少阴	手太阳	足太阳	足少阴	手厥阴	手少阳
重点穴位	阳陵泉穴	太冲穴	列缺穴	合谷穴	足三里穴	三阴交穴	极泉穴	小海穴	委中穴	涌泉穴	劳宫穴	内关、外关穴

上面这个表格告诉我们，在一定的时间里总有一条经脉气血最旺盛，我们要按摩或敲打这条经脉，可以找几个重点穴位，但作为养生，还是按摩、敲打整条经脉更好，这样有助于人体气血的畅通。一个人如果气血流畅、旺盛了，正气就足，“正气存内，邪不可干”，就可以百病不生、健康长寿。

六、奇经八脉，人体经脉的八支奇兵

奇经八脉为什么叫奇经？就是因为它们和脏腑没有直接相连，八脉之间也没有相应的表里关系。因为它“别道而行”，所以称为奇经。虽然叫“奇”，但是它们的功能却特别重要。它们的名称见下表。

奇经八脉和重点穴位

奇经八脉	任脉	督脉	冲脉	带脉	阴跷脉	阳跷脉	阴维脉	阳维脉
重点穴位	膻中穴	气海穴	关元穴	神阙穴、命门穴	大椎穴	百会穴	印堂穴	人中穴

◎任督二脉

奇经八脉之中，我重点介绍任督二脉，因为对于所有人来说，这两条经脉是最为重要的。它们一条统领所有阳脉，一条统领所有阴脉。

这两条经脉非常好记忆，任脉、督脉都起源于胞中（相当于女子子宫或男子的睾丸）。任脉从胞中出来以后，经过会阴穴（也就是前后二阴之间），往前往上走，经过腹部、胸部，一直往上，到达喉咙处，然后环绕嘴唇一周，再继续往上，到眼眶底下散开。督脉从胞中出来后，往后往上沿着脊柱行走，一直到头顶，然后沿着头部中线往前往下，最后到上嘴唇的位置。

任督二脉还有一些支线运行，只要记住前后主线的循行路线就可以了。

任脉，任通妊，主管生殖。任脉同时被称为阴脉之海。所有的阴脉都汇聚于任脉，它行走在人体前面的正中线，人体的前面为阴，后背为阳。任脉统领所有的阴经。

督脉，督有监督的意思，统领人体的所有阳经，被称为阳脉之海。所有的阳脉都汇聚于督脉，它行走在人体后背的正中线。

人体有病往往任督二脉不通，所以打通任督二脉对身体的健康十分重要。

◎任督二脉上的重要穴位

任脉是沿着胸腹部中间行走的，其中有几个重要穴位。

神阙穴

首先是神阙穴，也就是肚脐。顾名思义，阙是门户的意思，神阙即是收藏神灵的门户。阙还通缺。胎儿的气血在娘胎中是通过脐带和母亲联系在一起的，脐带是神灵出入的门户。当婴儿出生以后脐带随即剪断，留下了缺口。所以，神阙既是收藏神灵的门户，也是后天丢失神灵的地方。它很重要，我们一定要保护好。

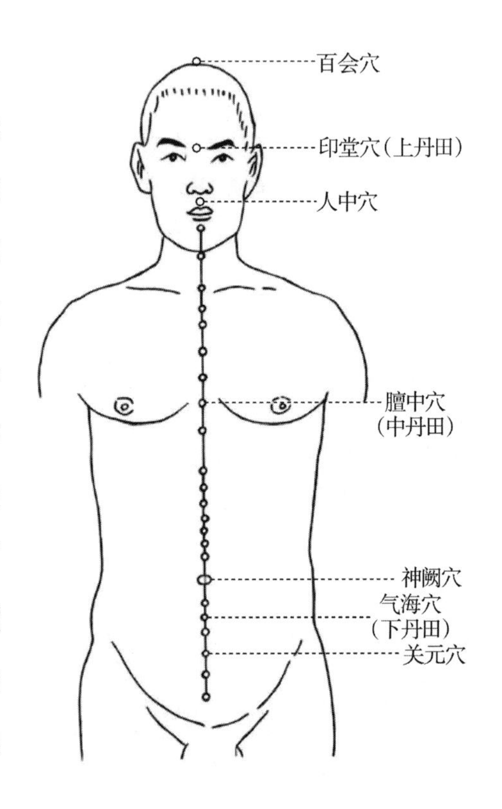

任脉上及前三田

关元穴

神阙穴往下三寸，也就是脐下三寸，是关元穴。关是关口，元是本原。这个穴位是精气、神气的关口和本原。

气海穴

在神阙穴和关元穴的中间，也就是脐下1.5寸，有一个穴位叫气海穴。当然，在人体当中有好几个穴位都叫气海穴，为了区别，这个位置的气海穴也叫下丹田。下丹田是保养精气神的根本。

膻中穴

神阙穴往上，在两乳头连线的中点，是膻中穴。膻中穴又称为中丹田。

督脉沿着人体的后背中线往上行走，也有几个关键的穴位。

百会穴

从名字可以看出，百会就是诸阳之汇，就是说，各种阳气都汇集在头部。百会穴可以治什么病呢？我讲一个神医扁鹊的故事。扁鹊有一次到了一个很小的国家——虢国。正巧虢国的太子死了，旁边的人正在准备其后事。这时扁鹊一看，太子尚有余息，就说太子还没有死，只是像死人一样昏厥过去了，这是一种病，叫尸厥。于是扁鹊用针刺他的百会穴，不久，这个虢国的太子就活过来了。所以，这个穴位用处是非常大的，可以用来急救。

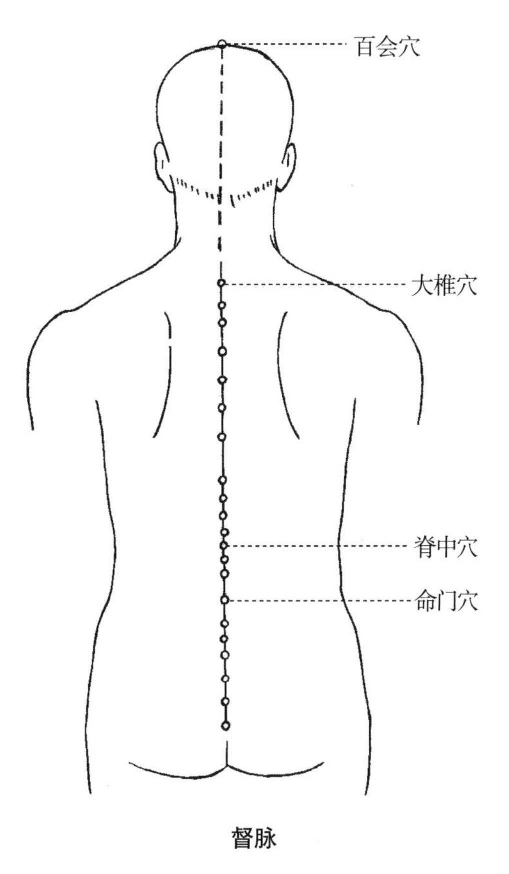

督脉

人中穴

顾名思义，人中穴就是在人体的中间。这里为什么说是人体的中间呢？观察人中穴上面五官七窍就会发现，人中穴上方的官窍，包括鼻子、耳朵、眼睛都是成对的；而它下面的全是单个的，一张嘴、一个前阴、一个后阴。所以，好比是《周易》里面的泰卦，泰卦一共六根线段（䷊），上面三根全是阴爻，下面三根全是阳爻，叫地天泰，表示阴阳之气相交了，通泰了。这个穴位为什么可以急救，因为它正是督脉跟任脉交汇的地方，就是阴阳二气交通、通泰的地方，所以这个穴位特别重要。

前三田、后三关

人体的前部，在督脉上有个上丹田，在两眉中间，即印堂穴；两乳头连线中点的膻中穴，叫中丹田；再往下，肚脐下面3寸的位置叫下丹田。这就是前三田。中丹田和下丹田都是任脉上的，上丹田是督脉上的。

与前三田相对应的是后三关，下丹田对应命门和阳关的位置，叫下关；膻中穴对应后背的脊中穴，叫中关；再往上，跟上丹田相对应的位置，稍微往下一点点，即后面发际当中，叫玉枕穴，是上关。

◎打通任督二脉——不求做武林高手，但求健康长寿

我国历史上有一种非常有名的修炼功法，同时也是一种极高深的功夫——道教所开创的内丹功。

炼内丹就是通过精气神这三宝的修炼达到生命的最高境界。它主要分三个步骤：第一点是炼精化气，第二点是炼气化神，第三点是炼神还虚。在修炼过程中，最基本的功夫叫小周天功，也就是打通任督二脉。

内气在体内沿任督二脉循环一周，好比地球自转一周，即昼夜循环一周。内气从下丹田出发，经会阴穴，过肛门，沿脊椎督脉通尾闾、夹脊和玉枕三关，到头顶泥丸，再经过上丹田，下行至舌尖，与任脉交接，沿胸腹正中往下到中丹田、下丹田，循行一周。前面下，后面上；任脉之气要往下走，督脉之气要往上行。因为前

面为阴，阴是主降的；背面为阳，阳是主升的。这样往复循环，就把任脉、督脉打通了。

具体的修炼方法如下。

第一步：调形，就是调身，把身体的姿势调整好

坐在椅子的前三分之一处，两腿与肩同宽，自然垂放在地上，两手四指交叠，劳宫穴相对，拇指相接触，放在下丹田的下方；头正，颈松，含胸拔背；下颌内收，头不要抬起，两眼先平视，然后微微闭上。

第二步：调息，就是调整呼吸

调息的时候要注意，只关注呼气，不要关注吸气。呼气的时候气往下行。先练前面的任脉部分，打通任脉，气往下行，自然吸气。

首先让每次呼气都呼到中丹田——膻中穴的位置。随着呼气，每呼一次气，下行到中丹田一次。这样，中丹田慢慢地就会有感觉了。中丹田微微发热，有气感了，再继续往下炼。接着呼气，气下行到下丹田。下丹田随呼气和吸气自然地收缩、隆起。先有意地去加大腹部的收缩、隆起，等到下丹田的气感增强，就不要再用力，最后是自然而然地呼吸，不要刻意关注。

第三步：调神

调神贯穿于打通任督二脉的全过程。一开始要排除杂念，心神清静，然后集中意念。当气行到下丹田时，意想下丹田的位置微微地发热；然后，再意想下丹田里的精气在慢慢地转动，精气充满下丹田，并充满整个腹部，然后慢慢地温暖、慢慢地发热，并越来越热。能感受到下丹田精气充满、温热要经过很长时间的修炼，有的人快，七天就差不多了；有的人比较慢，要几个月，因人而异。

下丹田有气感非常重要。只有等到下丹田有了很强的气感，才能接着往后练，沿着督脉开始往上行走；气行走到下关，也就是命门穴和阳关穴之间，这个位置也微微地发热了。有了气感以后，继续往上面练，练到中关也就是夹脊穴的位置。这个位置有气感了，再继续往上练，就到了上面的上关，也就是玉枕穴的位置。这里有气感了，再继续往上到头顶，也就是百会穴；从头顶百会穴继续往下，先到上丹田，上丹田两眉之间微微地发热、发胀；上丹田有了感觉，继续往下行，这样，又过人中穴跟任脉连在一起，不断地循环，就打通任督二脉了。

要注意，练习时如果没有感觉，不要着急，也不要紧张，这都是自然而然的。可以加上一点意念，随着锻炼程度的不断加深，慢慢地自然会有感觉，尤其是到后面督脉的时候，真气会自然而然地往上升。并且，每过一个关，它都有一定的反应，有反应的时候也不要紧张，只要不是刻意地去用力，那么自然就可以打通任督二脉。

打通任督二脉要把握火候，先用点儿力，加上一点儿意念，但不要过猛，意念不能太强。然后似想非想、似守非守，慢慢地就不要刻意去意想，不要用力了。最后是自然而然，真气在任督二脉中自然运行，这样才是真正打通。

人一旦打通了任督二脉，就可以起到很好的保健作用，能使人身强体健，健康长寿。

七、只要内求就能感觉到经络

“药圣”李时珍曾说过一句话，经络是“内景隧道，唯反观者能照察之”。就是说人体内的美妙景象，你在外面是看不见的，必须要“反观”，往里看，才能看到。经络是人体内的一种通道，是气血的通道，它也是“内景”，必须“反观”才能看得到。

我在解释《黄帝内经》中“内”字的时候就讲过，“内”就是内求，要往里看，往里求，而“反观”就是一种内求。

怎么才能内求呢？很多人说我一闭上眼睛就两眼漆黑了。实际上只要你能入静，把所有的世俗杂念都抛在脑后，修炼入静就能往里看了。

我认为，内观是一种潜能，古人是具有这样的潜能的。而随着人类的进化，我们有很多功能都退化了。现代人只要静心澄志，精神内守，就可以“内观”到经络的运行。知道它哪里不通，想办法让它变通畅，就有助于养生保健了。

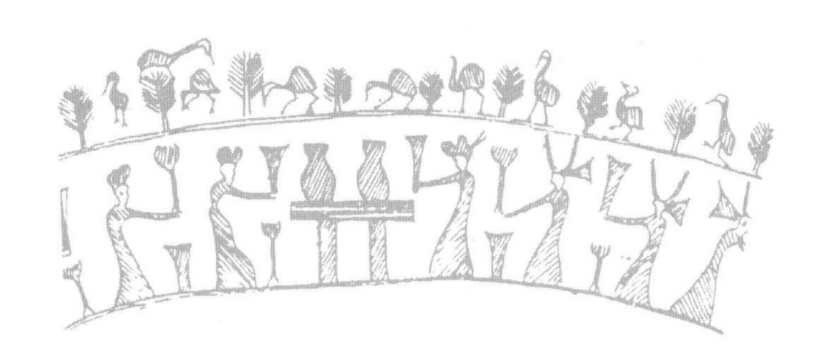

第九章

这样吃最健康

——《黄帝内经》中的饮食养生

●每一样食物都有它独特的功效，五色五味皆养生

●饮食有原则，杂少淡温忌

●食以养人，食亦伤人，饮食有准则

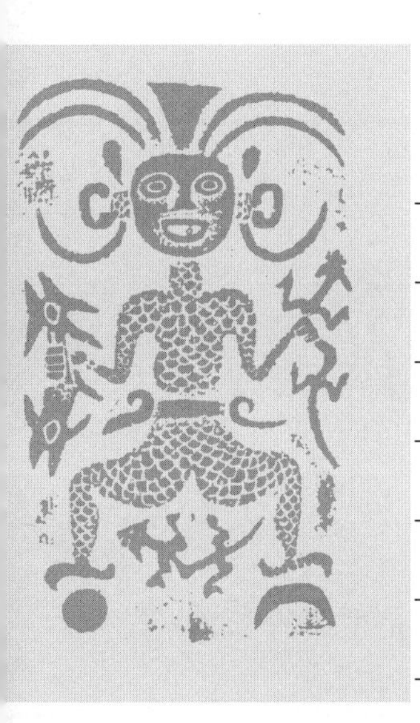

俗话说：“民以食为天。”饮食在中国老百姓的日常生活中占据了相当重要的位置。

食物不仅仅可以让人填饱肚子，善加利用还能够帮助人强身祛病。“冬吃萝卜夏吃姜，不劳医生开药方”，由此可以看出食疗在老百姓中的流行程度。每一样食物都有它独特的功效，如果利用好了，日常生活中遇到头疼脑热时，我们可以通过食疗来处理。

食以养人，食亦伤人。在日常饮食中，我们需要知道饮食有何禁忌，才能遵循规律，让食物真正能滋养我们的身体，保障我们的健康。

一、民以食为天，最好的药房是厨房

生活中，我们或许都有过这些经历：淋了雨受了寒，总会煮碗姜汤趁热喝下去，说是可以发汗驱寒；若是胃寒引起疼痛或者口水过多，有经验的老人会让吃翻炒过的胡椒，效果也很明显；有时出现便秘，有人就会吃香蕉、喝蜂蜜水来缓解。

虽然大家只是根据生活经验总结出这些食物对缓解某些病痛有帮助，而并不是都明白其真正原因，但是从中可以看出，食疗是如此贴近我们的生活，简便易行。

《黄帝内经》十分重视饮食对人体的作用，认为饮食是生命的主要来源，是维持人体生命活力的基础。饮食不但是人们赖以生存的必要条件之一，而且与健康密切相关。我们只有合理安排自己的日常膳食，才能达到强身健体、祛病延年的目的。这么一说，很多人就觉得有些小题大做了，其实，吃什么对健康有所裨益，怎么吃才将食物的益处完全利用，这些都是学问。正所谓“不知食宜者，不足以存生也”。

现在的生活越来越好，人们的餐桌上的食物也是越来越丰富、繁杂。在饮食文化和理念变得多元化的今天，我们更应该了解饮食养生的基本道理和原则，采取合理的饮食方式，在一日三餐中轻轻松松地增强体质，远离疾病。

◎六经为川，肠胃为海——治病必以食疗为先

我国著名的老年病学家岳美中老先生，他在为老年人或者体虚的人治疗感冒时，喜欢用一个叫“神仙汤”的食疗小方，取七片生姜、七个葱头、一把粳米，米熟汤成后加醋兑服，效果非常明显。因为这个食疗方可以解表散寒又不伤正气，特别适合老年人或者体虚的人服用。

> 大毒治病，十去其六；常毒治病，十去其七；小毒治病，十去其八；无毒治病，十去其九；谷肉果菜，食养尽之，无使过之，伤其正也。
>
> ——《素问·五常政大论》

可见，食物不仅仅能够果腹，保证人体正常的生命活动，善加利用，还可以治疗疾病、调理身体。

《黄帝内经·阴阳应象大论》中提到：“六经为川，肠胃为海。”我们的祖宗很形象地将肠胃比喻成蕴含着丰富物质的大海，而人体的经络就像大地上的河川一样，将肠胃产生的营养物质输送到人的五脏六腑、四肢百骸，发挥着滋润濡养的作用。中医认为肾是先天之本，禀受于父母；脾胃是后天之本，是气血生化的源泉。那么胃肠产生的营养物质又是从哪里来的呢？《黄帝内经》中提到：“五味入口，藏于肠胃，味有所藏，以养五气，气和而生，津液相成，神乃自生。”由此可知，人们所吃的五谷杂粮经过脾胃的消磨变化，就会成为对人体有用的精微物质，这些精微物质再被运输到全身，或濡润脏腑，或滋养四肢百骸。

食物进入脾胃，经过脾胃运化后所产生的精微物质可以分为卫气和营气两种。卫气经由肺宣散到全身肌表，像一座屏风一样，可

以抵御外界邪气的侵入；而营气则向内洒布并濡润五脏六腑，确保内脏的营养和健康。人体的正气充足，自然也就不容易生病了。正如药王孙思邈常说：“食能排邪而安脏腑。”

中医在治疗疾病时，提倡先采用食疗，当食疗不起作用时才采用药物治疗。而当疾病减轻或痊愈后，医生也会嘱咐采用食疗帮助身体复原和辅助调理。

◎五味入五脏——用不同的食物满足挑食的脏腑

我们每一天都会吃到不同的食物。就如“天食人以五气，地食人以五味”所说的一样，天供给人们五气，地供给人们五味。所谓的五味，就是酸、苦、甘、辛、咸。

> 五味各走其所喜，谷味酸，先走肝，谷味苦，先走心，谷味甘，先走脾，谷味辛，先走肺，谷味咸，先走肾。
>
> ——《灵枢·逆顺》

五味分别有各自的作用。酸味能收敛生津，如老百姓夏天常喝的酸梅汤，能生津止渴，使暑热消解。苦味能坚阴，坚阴即固守保存阴液，苦味食物能够起到清热泻火的作用。就如南方人喜欢喝的凉茶，大多有微微的苦感，有消解内热的功效。甘味能滋补和中、调和药性、缓急止痛。所谓缓急，就舒缓紧急。因为疼痛多属筋脉拘急所致，甘味性缓，所以可以缓急止痛。如甘草、饴糖可用来补中、缓急止痛。辛味就是辣味，可以发散，辛香走窜而行气，日常所用的调料多为辣味的食物。如生姜，很多人在受风寒需要发汗时，第一时间想到的多半是喝生姜糖水，就是因为生姜具有发散的功效。咸味能软坚散结，如海蜇可以化痰润肠。

我们日常吃的食物经过脾胃的运化成为充养身体的精微物质，而不同的五味又偏向作用于不同的脏腑，对脏腑的脏气起到补益作用。

因为同气相求，所以五脏都有自己喜欢的味道，五味入口，也是首先进入相对应的脏腑。而中医五行中的五色也与五味、五脏相对应。

如肝喜欢酸味，酸先入肝，肝木当青色，故而青色的食物能够养肝；心喜欢苦味，苦先入心，心火当红色，故而红色的食物能够养心；脾喜欢甘味，甘先入脾，脾土当黄色，故而黄色的食物能够健脾；肺喜欢辛味，辛先入肺，肺金当白色，故而白色的食物能够补肺；肾喜欢咸味，咸先入肾，肾水当黑色，故而黑色的食物能够补肾。这就是五色、五味与五脏之气相合的对应关系。

以健脾的甘味药举例，健脾补气的中药很多都有甜甜的味道，如党参、甘草、大枣、黄芪等，而用它们配成的方子也是甜甜的，病人很容易接受。历代本草认为，因为党参味甘性平，有健脾益气、生津和胃的功效，所以被广泛地用于脾胃虚弱的患者。现代研究也证实了党参中含有丰富的糖类物质，不但对人体有较好的补益作用，而且还可以调节免疫，提高机体的抵抗力。大家所喜爱的大枣更是如此。大枣味甘性温，有补中益气、养血安神的作用，枣肉的含糖量高达60%，味道甘美，营养价值非常高。肾欲得咸，所以一些补肾的药常常用淡盐水送服，也是取了咸味归肾的意思。

了解了五色五味入五脏的道理，大家便可以自己简单判断食物的五脏归属与所宜，在生活中就可以根据不同的身体情况来选择适合自己的食物。

食物归经表

五行	术	火	土	金	水
五方	东	南	中	西	北
五时	春	夏	长夏	秋	冬
五脏	肝	心	脾	肺	肾
五味	酸	苦	甘	辛	咸
五色	青	赤	黄	白	黑
五谷	麻	麦	稷	黍	大豆
五畜	犬	羊	牛	鸡	猪
五果	李	杏	枣	桃	栗

二、饮食养生五字总原则——杂、少、淡、温、忌

《黄帝内经》中很多地方都提到了关于饮食的内容，从中我们可以提炼出饮食养生的五字总原则，那就是杂、少、淡、温、忌。

◎杂食者，长寿也

《黄帝内经》提到："五谷为养，五果为助，五畜为益，五菜为充，气味合而服之，以补精益气。"又说："谷、肉、果、菜、食养尽之。"这里提出了一个"五"的饮食方法，说要"五谷""五畜""五菜""五果"搭配，不能偏食，这样才能膳食平衡。

为什么是"五"？是不是只有五种谷物、五种肉、五种蔬菜、五种水果？当然不是，所谓"五"是指五行，五行是中国古人的宇宙观，是古人认识宇宙生命的一种思想模型。最早记载五行概念的是《尚书·周书·洪范》："初一曰五行……五行：一曰水，

二曰火，三曰木，四曰金，五曰土。水曰润下，火曰炎上，木曰曲直，金曰从革，土爰稼穑。润下作咸，炎上作苦，曲直作酸，从革作辛，稼穑作甘。”五行是按取象比类的思维方法，以“五”为基数对事物进行分类，这种分类方法是以事物相对突出的特性对应五行特性而进行的事物归类。所以“五”实际上就包括所有食物，谷物、肉类、蔬菜、水果对应木、火、土、金、水五行分成了五类。

“五谷”“五畜”“五菜”“五果”的搭配，是告诉我们吃得要杂。所谓“杂”，就是在我们日常饮食中要注意三种搭配：粗细搭配，以粗为主；荤素搭配，以素为主；酸碱搭配，以碱为主。

第一，粗细搭配，以粗为主

“粗细搭配，以粗为主”就是要注意粗粮与细粮的搭配，并且以粗粮为主。近二十多年来，随着生活水平的提高，人们逐渐形成了以细粮为主的饮食习惯。原来以玉米面、小米等为主，偶尔吃到大米、白面算是改善生活。现在生活好了，日常的主食都变成了清一色的大米、白面，并且都是精加工过的。其实，这里面就埋下了一些健康隐患。

粮食精加工的过程中会去掉全部麸皮。这样，粮食仅剩下白色的肉，没有了皮和骨。而实际上任何东西都要吃其全，才能得其全。

麸皮、胚芽等作为种子的一部分，也富含有益于人体的营养物质。食用之后，对人体的滋养也不一样。过度的精加工会让粮食流失掉很多营养，因此要想得到全面的营养，就需要吃得全面。近些年，人们逐渐认识到这种不足，餐桌上的粗粮就慢慢多了起来。这是很好的方法，但在吃这些食物的同时，我们应该更全面地利用这种思路。比如说，改善粮食生产加工工艺，使大部分粮食尽可能多地保留其成分，而且做饭时注意不要过分冲洗，在各个环节中维护粮食的“粗”与“全”。

另外，人们挑选主食的种类时也曾一度出现过误区，一味认为大米、白面最好。但大米、白面都是白色，而小米、玉米是黄色，黄色入脾，黄色为土之色，王者之色，更适合作为长期的主食，不易产生偏性。小米和玉米种子几乎可以全部食用，容易得其全。吃煮玉米、喝玉米大糙子粥等都是比较好的方式。所谓大糙子，是相对于小糙子来讲的，是将玉米进行初步打碎，得到的颗粒比较大，大约半颗黄豆那样大，煮起粥来所用时间比较长，但是煮出来的米汤黏稠，米粒柔软，是上好的滋补品。这种是过去最家常的食品，现在却不容易吃到，原因有两个，一是大糙子难买，二是没有充足时间煮。因为这种粥比较黏稠，容易溢锅，需要在旁边看着，很多人因为没有时间、怕麻烦而不愿意做。其实，利用容量大的高压电饭煲可以解决这些问题。

除了这些米类，我们还可以选择各种豆类和米类一起煮粥，更富有营养。豆类较坚硬，一般不能和米类同步煮熟，可以事先泡软以减少烹煮时间。或者在煮粥时，先煮豆子，豆子开过几次后再加入米熬煮。

选择蔬菜也应该以粗为主，但蔬菜怎么吃“粗”呢？其实和吃米谷类的道理大同小异。不要偏食，各种蔬菜都应该吃一些；吃每种蔬菜的时候，要尽量根、茎、叶、皮等都食用。比如芹菜，很多人会去掉叶子只吃茎，其实叶子也是可以食用的。我们可以将它单独焯水做凉拌菜，既美味又能摄取叶子的营养。很多人在用土豆做菜时必然会去皮，其实土豆皮也含有对身体有益的营养。新鲜土豆的皮很薄，不去掉也不会影响口感，可以清洗干净之后直接用来做菜。除非放置时间很长的老土豆，才必须去皮。蒸煮红薯时，也可以将皮清洗干净煮熟后一起食用。再比如南瓜，一般做的时候会去外面的硬皮、里面的种子和丝络，其实可以将适量的南瓜不去皮，洗净蒸熟，除了一些经过咀嚼后残渣过多的部位，其他都可以全部吃掉，这样可以最全面摄取到南瓜的营养。

这种粗，其实是真正吃得精细；而平常大家认为的精细，实际上在营养层面反而是很粗糙，浪费了许多对身体有益的营养。

第二，荤素搭配，以素为主

“荤素搭配，以素为主”就是强调摄取的食物中应该注意荤菜和素菜的搭配，并以素食为主。《素问·藏气法时论》中提到：“五谷为养，五果为助，五畜为益，五菜为充，气味合而服之，以补精益气。”其中说明了食物的调配和多样化，并且规定了各类食物的主次地位。其中五谷最重要，果类、肉类和蔬菜都是补充。

《黄帝内经》所说“五谷”指的是米、麻、大豆、麦、黄黍。俗话说“南米北面”，南方人爱吃米，米味甘性平，具有补中益气、健脾和胃等功效。麦是北方人的传统主食，小麦具有补心气、养肝血、益脾胃、和五脏的功效。豆类被誉为“划时代的营养补助食品”，是人们日常饮食中不可缺少的食品。豆类中的黄豆可健脾益气、清热解毒、利湿消肿；黑豆则具有滋阴补肾、养血乌发的作用；绿豆能够清热除烦、消暑生津、解毒等。

荤指肉类，绝大部分是动物类食物，它是优质蛋白质的来源，也是B族维生素的来源。适量摄入肉食有利于大脑发育、保持皮肤的弹性。近年来国内悄然兴起素食主义，食用素食的确有益健康。但是肉食为身体提供的营养并不能完全被其他食物所替代，长期绝对食用素食可能会造成身体摄入营养的失衡。

而且，我们还需要理清一些观念。我们平时说的“荤”和“荤素搭配”中的荤，指的是肉类。而佛教中的“荤”并不仅指肉类，佛教主张不吃荤，一是主张众生平等，不杀生；二是指不吃葱、蒜、小蒜、韭菜等刺激性食物，并称为“五荤”，因为佛教教义认为这些食物“熟食生淫，生食生嗔”，只有不食用这些刺激性食物，才不会伤害到人体。

第三，酸碱搭配，以碱为主

健康人的体质是弱碱性的，此时人的机体免疫力强，能够抵御疾病。而酸性体质的人抵抗力会降低，容易患病，出现关节疼痛、皮肤粗糙等问题，常常觉得精力匮乏和压力重重。

人的体质受到我们摄入的食物酸碱性所影响。食物的酸碱性是指食物经消化、吸收、代谢后在体内最终的代谢产物常呈的性质，不是指食物口感。因此，味道酸的食品不一定是酸性食品。

含钾、钠、钙、镁等矿物质较多的食物，在身体经过代谢之后呈碱性，这些食物包括蔬菜、水果、乳类、大豆、菌类、茶类等。而含硫、磷、氯等矿物质较多的食物，在体内的最终代谢产物呈酸性。通常认为好吃的、让人有食欲的食物几乎都是酸性食物，如肉、蛋、鱼等动物性食品，甜食、精加工食品、油炸食品等。就像动物的内脏经过消化之后会产生尿酸，如果长时间大量摄入，很容易因为尿酸过高导致痛风。

因此，在日常饮食中，食物的酸碱搭配要适当，多摄入一些碱性食物，有助于维持体内酸碱平衡，增强免疫力。

◎饮食自倍，肠胃乃伤——少食是健康之本

当代佛学大师一诚大师曾说过："现代人不是饿死的，而是撑死的。"贪吃暴食不利于身体安宁。暴食暴饮易使中焦气机痞塞，升降失司而导致消化道疾病。尤其是饥饿状态下不宜饱餐，时饥时饱，导致饥饱不匀，也容易伤胃气。因此，《黄帝内经》提倡"食饮有节"，说的就是我们吃东西必须有所节制。

《素问·痹论》说："饮食自倍，肠胃乃伤。"食物吃得多了，肠胃自然就会受到伤害。因为人们吃进去的食物都是由脾胃来消化而变成精微物质，如果超过了正常的食量，多余的食物就不能被很好地消化，就会生痰、生饮，反而变成了对人体有害的物质；如果偏嗜肥美甘甜重味的食物而不能消化，还会蕴积化痰生热而导致疾病。现在常说的"营养过剩"所导致的肥胖症、高血压症、糖尿病、高脂血症，都与饮食过量有一定的关系。

南北朝时道家著名医药学家、道教茅山派的代表人物陶弘景曾写过一首诗："何必餐霞服大药，妄意延年等龟鹤。但于饮食嗜欲中，去其甚者将安乐。""餐霞""服大药"，是道教追求长生不老的常用方法，而陶弘景却说："何必去追求什么长生不老药？只

要在饮食嗜好中，改掉那些‘甚者’，就会给你带来安乐。”

而哪些是饮食嗜欲中的“甚者”呢？饮食过量就是一甚。人体对食物的消化、吸收、输布、贮存主要靠脾胃来完成。长期过量饮食，会在体内形成许多垃圾。当脾胃不堪重负之后，运化饮食变为精微物质的能力就会下降，精微物质不足，身体得不到很好的濡养，正气不足，自然就容易生病。

那吃多少才叫作“少”呢？孙思邈在《道林养性》中说：“常欲令如饱中饥，饥中饱耳。”也就是现在我们常说的“吃七八分饱”。有人就会说了，我一吃起来就停不下来，非得吃撑了才舒服；有人又觉得只吃七八分饱就会老想吃东西，这样不是会吃得更多吗？

其实，吃饭时吃七八分饱，并不难做到。只要稍稍改变用餐习惯，就可以轻松做到这一点。

首先，日常生活中，要尽可能定时吃三餐，而不是觉得不饿就不吃。“先饥而食，先渴而饮”，否则容易因为过饥而多吃，过渴而多饮，这都是对身体不利的。

其次，吃饭时要细嚼慢咽，“食不厌细嚼，饮不厌细呷”。现代人生活节奏很快，连吃饭的时间也很紧张，所以经常是狼吞虎咽，容易造成多吃。现代医学研究表明，人从开始进食到感觉到饱胀感有一个过程，如果吃得过快，就可能在感觉到饱时已经吃进过量的食物。

最后，用餐之后应该稍微休息一会。很多上班族总习惯一吃完饭就立即投入工作。其实，从食物进入肠胃到化生为能够濡养人体的精微物质，需要一个过程，这个时候往往会觉得有一些困倦、疲乏，是不适宜工作的。但吃完就睡也是不适合的，因为“饱食即卧生百病，不消成积聚”，吃完就睡会导致饮食不能很好地消化而形成积聚一类的病。最好是吃过饭缓缓地走一走，既可以放松身心，又有利于消化。

假如不小心吃撑了，可以缓缓步行百步左右，然后略微宽衣，端坐于座位上，两手交叉按摩心腹一二十次，再用两手从肋间向下按搓十多次，这样胃肠的气机就通顺了，饱胀不适的感觉会缓解消失，不会再有那种撑得难受的感觉。

除了按时吃三餐之外，三餐怎么安排也是很重要的。

古人是非常重视效法自然的，所以“日出而作，日落而息”，随着自然界阳气的变化而安排起居饮食。《黄帝内经》上讲“日中而阳气隆，日西而阳气虚”，因为一天之中，上午阳气隆盛，下午阳气渐虚。早饭要吃好、午餐要吃饱，才能为身体一天的活动提供足够的能量；而过了午后就应该少吃，因为到了晚上，人体消耗的能量会慢慢减少。

现代人却反过来了：夜卧不能早起，不吃早餐；晚上又不能早卧，吃很多东西，而且吃完就睡。早饭不吃，身体就会被强迫在疲劳状态下工作，晚上多吃又不能很好地消化，会对身体造成损害。现在的很多上班族，容易罹患胃病、肥胖症等，这些跟饮食方式都有一定的关系。

因此，大家不要只是把“早餐吃好，中餐吃饱，晚餐吃少”停留在嘴边，而应该在生活中实践。

生活条件好了，父母不担心孩子会被饿着，但是更头疼的事来了，孩子似乎更容易头疼脑热。其实，“要得小儿安，三分饥与寒”。因为孩子的脾胃尚未发育完全，过食容易损伤脾胃。小儿容易积食，就是这个原因。积食的小孩往往有便秘、纳呆、腹胀腹痛、消瘦等症状，而且抵抗力低下，非常容易患感冒。因为小孩子还不知道主动调节饮食，所以父母要特别注意，不能一味担心会饿着孩子而让孩子没有节制地进食。

“少”除了让人们要节制进食的量之外，还有另一层含义，就是五味不能偏嗜。《黄帝内经》中讲：“气增而久，夭之由也。”就是说虽然五味的食物能补益五脏之气，充养我们的形体，但是五味偏嗜太过，则会伤及五脏之气，引起生病。

> 夫五味入胃，各归所喜，故酸先入肝，苦先入心，甘先入脾，辛先入肺，咸先入肾，久而增气，物化之常也。气增而久，夭之由也。
>
> ——《灵枢·至真要大论》

五味过极，一方面会伤及本脏，如过酸伤肝、过苦伤心、过甘伤脾、过辛伤肺、过咸伤肾；另一方面，根据五行理论会伤及它所克的脏腑。如咸为肾味，水克火，所以过咸血脉凝涩不畅，颜面部的颜色也会发生变化；苦为心味，火克金，过苦就会使皮肤枯槁而毛发脱落；辛为肺味，金克木，过辛就会使筋脉拘急而爪甲枯干；酸为肝味，木克土，过酸就会使皮肉粗厚皱缩，口唇脱皮；甜为脾味，土克水，过甘就会使骨节疼痛而头发脱落。这是偏食五味所造成的伤害。

人们知道五味过极所造成的伤害，在日常饮食中就需要多注意了。比如患有心血管疾病的病人，饮食就要少盐；皮肤枯槁的人要少吃苦味的食品；筋脉拘急抽掣、爪甲干枯无泽的人就要少吃辛辣的食品；而骨节疼痛、头发脱落的人就应该少吃甜食。

因此，在饮食中要注意五味调和，才能使骨骼强健，筋脉柔和，气血通畅，腠理致密，从而长久地保持天赋的生命力。

◎厚味伤人，淡食多补——油、盐、糖都是不能多吃的

南宋爱国诗人陆游年幼时体弱多病，年刚不惑就药不离口，但他却享年85岁，堪称高寿。而且离世前他仍能笔耕不辍。陆游曾经写过这样一首诗："厚味伤人无所知，能甘淡薄是吾师。三千功行从此始，淡食多补信有之。"诗中提出了"厚味伤人"的说法，意思就是油腻的食物对人的身体无益，所以要吃得清淡。淡味养脾，脾好，身体才有保障。

饮食清淡主要分为三个方面：少油、少盐、少糖。不要吃得过咸，少吃油炸、烟熏、腌制食品和辛辣刺激的食品等。中国营养学会推荐的中国居民平衡膳食中建议油脂每天的摄入量为25～30克，盐是6克，糖在20克以内。

因此，在日常饮食中要弃咸求淡、少油少糖。其实通过改变烹饪方法，口味淡的菜肴一样可以很美味。

◎饮食宜暖，不时不食——生冷、反季节、高热量的食物坚决不吃

在饮食中还需注意膳食的冷热平衡。"食宜暖"，也就是通常说的"温"。《黄帝内经》提倡食用寒热适中的食物。

寒热适中有两层意思。一是指食物的温度。生冷冰凉的食物进食太多容易伤脾胃和肺气，微则会咳，重则会泄。特别是体虚、肠胃不好的人，更应该少吃冷食。温度太高的食物和水也同样不宜食用，因为会破坏口腔黏膜和胃黏膜。因此，温度要“温”，追求的就是“热无灼唇，冷无冰齿”，刚刚好。二是指食物的性味。食物和药物一样，也有性味之别。食物可以分为寒凉性食物和温热性食物。《黄帝内经》说：“用寒远寒，用凉远凉，用温远温，用热远热，食宜同法。”也就是说，用寒凉药物的时候要避开寒凉的季节，用温热药物的时候要避开温热的季节，饮食同样如此。

在生活中，我们常常在夏天适当吃一些性质寒凉的食物，比如苦瓜、丝瓜、黄瓜、西瓜等来去火；而冬天大家都喜欢围着热气腾腾的火锅涮羊肉，羊肉属于温热的食物。秋冬之际，最适宜驱寒保暖的食疗方——当归生姜羊肉汤，已流传了上千年，经久不衰。现在的孩子冬天照样吃冰激凌，从养生的角度来说，是不合时宜的。

除了要注意不同季节相应食用寒热不同的食物，还要结合人体自身体质选择食物，例如寒性体质的人不要长期食用寒性过大的食物，反之亦然。

就现在而言，饮食需“温”还有一层含义，就是不要吃高热量的食物，要吃热量低的食物。现代科学研究表明，适当减少热量的摄入，能够提高生活质量，延年益寿。平时可以多吃新鲜蔬菜、水果等天然食物；食用肉类时，可以选择热量较低的鱼肉和鸡肉。

◎食以善人，食亦杀人——任何人都要忌口

古语有云：“食以善人，食亦杀人。”饮食能养人，但食之不当也会危害身体，因此了解一些饮食禁忌方面的知识非常必要。

《黄帝内经》说：“五味所禁：辛走气，气病无多食辛；咸走血，血病无多食咸；苦走骨，骨病无多食苦；甘走肉，肉病无多食甘；酸走筋，筋病无多食酸；是谓五禁，无令多食。”辛辣伤气，所以气虚的人不适合多食辛辣食物。咸能伤血，所以血虚的人不适合吃过咸的食物。骨病禁忌多食苦味，肉病少吃甜食，筋病少吃酸性食物。

有些食物有季节和月份的禁忌。《金匮要略》说，正月不能吃生葱，会令人生一种面游风的皮肤病；二月不能吃蓼，会伤肾；三月不能吃小蒜，会伤志性；四月、八月不能吃胡荽，会伤精神；五月不能吃韭菜，会使人没有力气；六月、七月不能吃茱萸，会伤神气；八月、九月不能吃姜，会伤精神；十月不能吃辣椒，对心脏有损害；十一月、十二月不能吃薤白，会令人多涕唾；四季都不要吃生葵，会令人饮食不化，发生各种疾病。

有些食物是不能一起吃的，如海鲜与啤酒同食易诱发痛风，鸡蛋与豆浆同食会减少蛋白质的吸收，柿子与螃蟹同食可导致呕吐、腹泻等。

生病的人尤其要注意饮食禁忌，一般来说，生病期间饮食宁少勿多，宁简勿繁，要吃清淡容易消化的食物，忌食生冷、辛辣、油腻的食物。

《素问·热论》讨论了热病的饮食调理和食物的禁忌，指出了

热病余热不能消除和进食后病情反复的原因有两种：一是热病少愈而勉强多食；二是过食肉类等助热而难以消化的食物。

《黄帝内经》中提到在疾病发展之中或初愈之时，对食物的种类应有所选择，进食的数量亦应有所限制，否则会使疾病迁延难愈，或愈而复发。其中还列举一些具体疾病，如鼓胀病，包括现代医学所谓肝硬化、腹水等，常与消化功能有关，所以饮食节制就更为重要；而内热与消渴病，多属阴亏，膏粱厚味助热，芳草辛散伤阴，石药助火劫阴，故不可食之；大疫如传染性较强的疾病，此类疫疾也多伴有发热的症状，其饮食禁忌的道理，与《素问·热论》所述相同。

当然，饮食禁忌不仅具有普遍性，还存在个体差异，吃得好不好、合不合适，除了掌握一些基本原则外，最终还得由自己去实践和体会。

三、“凡膳皆药”三部曲：食疗、食补及食养

“大夫，我这病吃点什么蔬菜或水果能有助于提高疗效？”

“大夫，我这病可不可以吃点合适的药膳？”

现在许多病人在中医师那里看完病之后，都会顺便咨询这样的问题，可见人们非常重视饮食对改善身体状况的作用。饮食不仅是人类生存和保持身体健康的必要条件，还在疾病康复中发挥着重要的作用。

饮食康复法，实际上是利用人体生命活动过程中，与外界环境

进行物质、能量交换的正常因素而起康复治疗作用，具有很大的优越性，其可分食疗、食补、食养三类。

食疗，是指以食物做治疗疾病之用；食补，是指应用富有营养的食品，以补脏腑精血不足之用；食养，是指用较为清淡的谷肉果菜以滋养人体，适于虚不受补者。

◎药物和食物之间没有绝对的界限

远古时代人们过着茹毛饮血、采野果、食禽肉的原始生活，时常遭受疾病虫毒的侵害。我们的祖先与其他动物一样，为了生存而采取自然之物。在经受自然不断的考验中，他们逐渐意识到哪些食物是可以充饥的，哪些是对人有害甚至致命的。从神农氏所尝试的百草之中，既有可归为食物的水泉，又有对人有害的“毒药”。食物与药物是相并而存在的。这也就是“药食同源”最早的来源。

进入新石器时代以后，火的发明、农牧业的发展以及陶器的制作，使得食物得以烹调、药物得以煎煮，人类文明向前迈了一大步。

至春秋战国时期，由于经济的发展和生产力水平的提高，由此带来文化、学术的空前繁荣。在此阶段，我国医学史上第一部经典《黄帝内经》诞生了。值得一提的是，本部经典共载方十三首，其中内服方为十首，而内服方之中食疗方就有六首，可见那时的先人对食疗的重视。《素问·腹中论》记载的乌鲗骨藘（lǘ）茹丸即是药食同源的方剂，这个方子里面的乌鲗骨，即《神农本草经》中的乌贼鱼骨，味咸，微温，治女子漏下赤白经汁，血闭。

《黄帝内经》一书还提到了四时气候的变化对人体的生理、病理有很大的影响，故人们在不同的季节，需要选择不同的饮食。

◎入药的食物有讲究

药者，毒也，“毒”就是偏性的意思，也就是说，药物就是偏性比较大的食物，而常规的食品就是偏性小的食物。古代常把毒药作为一切药物的总称，而把药物的毒性当作是药物的偏性。《素问·五常政大论》中载有：“大毒治病，十去其六；常毒治病，十去其七；小毒治病，十去其八；无毒治病，十去其九；谷肉果菜食养尽之，无使过之，伤其正也。”此话将药物毒性大小分为大毒、常毒、小毒、无毒四类，且与食物的谷肉果菜明显区别。而在后世的本草著作中，强调药物有毒，一般指其具有毒副作用，这一点应引起注意。所以，同为食物，仅因为偏性大小而大致划分为药物和食品。《衷中参西录》里有一味薯蓣饮、薯蓣粥，薯蓣即山药，山药是典型的既是药物又是食品的例子。

药物与食物的区别主要体现在以下几个方面。

第一，药物的偏性大，而食物的偏性相对较小

所谓偏性即指药物的四气、五味及其归经等。例如，麻黄辛、微苦，温，归肺、膀胱经；石膏甘、辛，大寒，归肺、胃经；干姜辛、热，归脾、胃、心、肺经；薄荷辛、凉，归肺、肝经等。相比药物而言，食物的偏性较小。

第二，药物对采集的时间有特殊要求

孙思邈在《千金要方》中说：“早则药势未成，晚则盛时已歇。”指明药物应在合适的季节、月份采集。除了矿物药材可全年采收外，植物、动物昆虫类需要严格掌握收集时间，以确保有效成分处于含量最高的阶段。

植物按不同的药用部位，可分为全草、叶、花及花粉、果实及种子、根及根茎、树皮及根皮等类。以花及花粉为例，花类药材一般采收未开放的花蕾或刚开放的花朵，以确保香味不致散失，花瓣不致散落，如金银花、月季花、槐花等；但以花粉入药的，则需在花朵盛开时采取，如蒲黄等。

动物昆虫类药材，则需根据生长活动季节采集。如蝉蜕即黑蝉羽化时蜕的皮壳，多于夏季采收；鹿茸则必须在清明节前后雄鹿所生幼角尚未骨化时采取等。

对于食物而言，则没有如此严格的采收要求。再者，由于大棚种植技术的推广，现代人能够在一年四季吃到其想要的食物。例如，以前的西瓜一般仅在夏秋季节销售，现在一年四季都可以看到它们的踪影。

第三，药物的炮制纷繁复杂

虽然食物在进食之前也需要经过一定的加工，如挑、刮、漂洗、浸泡、炒、煮、蒸、炖等，但是与药物的炮制加工相比，显得简单、易做。

首先，有些为药物独有的炮制方法，例如水飞、煅、制霜、药拌等。其次，两者炮制的目的不完全相同。食物加工是为了纯净物品、区分等级；干燥物品，利于贮藏；矫味、矫臭，便于食用。而药物的炮制除要达到以上的目的之外，还有降低副作用，保证用药安全；增强药物功能，提高临床疗效；改变药物功能，扩大应用范围；引药入经，便于定向用药。

比较一下食品和药品的区别，我们能够体会出食疗的优势，如毒副作用小、美味、方便等，有利于我们运用药与食各自的优势为身体健康服务。

◎食疗的规则：利用食物的偏性来调养五脏

既然药物和食物不是截然分开的，那么一些服药的规则也可用于饮食，例如“气味合而服之”的原则。

首先，五味调和以养五脏。《素问·五脏生成》中有“多食咸，则脉凝泣而变色；多食苦，则皮槁而毛拔；多食辛，则筋急而爪枯；多食酸，则肉胝（月刍）而唇揭；多食甘，则骨痛而发落，此五味之所伤也”之说。《素问·生气通天论》又说：“味过于酸，肝气以津，脾气乃绝；味过于咸，大骨气劳，短肌，心气抑；味过于甘，心气喘满，色黑，肾气不衡；味过于苦，脾气不濡，胃气乃厚；味过于辛，筋脉沮弛，精神乃央。”以上两段均是从反面来论证五味不和或偏嗜对五脏的影响，这同样也适用于食物。

其次，补泻调和以养五脏。《素问·脏气法时论》记载：“肝欲散，急食辛以散之，用辛补之，酸泻之；心欲软，急食咸以软之，用咸补之，甘泻之；脾欲缓，急食甘以缓之，用苦泻之，甘补之；肺欲收，急食酸以收之，用酸补之，辛泻之；肾欲坚，急食苦以坚之，用苦补之，咸泻之。”

以肝脏为例，肝性喜条达而恶抑郁，故在选择药物、食物时应选辛散之品，如柴胡、升麻、韭菜、虾等来顺应肝的条达，故为补；而以白芍、乌梅、醋等来收敛肝，此有逆于肝的本性，故为泻。因此，在选择药物、食物时一定要注意对脏腑的补泻之效。

最后，寒温调和以养五脏。《素问·至真要大论》有“寒者热之，热者寒之”“治寒以热，治热以寒”这样的描述。即对于寒性的病证，要用温热的药物、食物治疗；而对于热性的病证，则给予寒凉的药物、食物。这种方法，中医称为“逆治”。

◎不同季节有不同的食补法则

《黄帝内经》的重要指导思想是天人相应，认为人与自然具有统一性，就饮食而言，要结合个人体质的阴阳偏属，顺应四时的寒暑变化，还要根据五脏所喜，调和酸、苦、甘、辛、咸五味。

养生者必须顺应天时，适应时间、气候、季节的变化，因“时”不同而采取不同的养生方法。因时饮食是中医食疗的特色之一。

> 春七十二日，省酸增甘，以养脾气；夏七十二日，省苦增率，以养肺气；秋七十二日，省率增酸，以养肝气；冬七十二日，省咸增苦，以养心气；季月各十八日，省甘增咸，以养肾气。
>
> ——孙思邈《千金要方》

在阳气生发的春季，《黄帝内经》提出的原则是“养生之道，逆之则伤肝”。所以要多吃绿叶食物、新鲜蔬菜，饮食要清淡，要注意保肝，不宜大量食用油腻、油煎的食物。春季宜食辛甘发散之品，而不宜食酸收之味，酸味入肝，且具收敛之性，不利于阳气的发生和肝气的疏泄，而且会影响脾胃的运化功能。为适应春季阳气生发的特点，在饮食上要适当食用辛温生散的食品，如麦、枣、花生、葱、香菜等，而生冷黏杂之物则应少食，以免伤害脾胃。

到了夏季，“养长之道，逆之则伤心”。心火当令，心火过旺则克肺金，苦味入心，味苦之物亦能助心气而制肺气，故孙思邈主张“省苦增辛，以养肺气”。夏季出汗多，盐分损失也多，若心脏缺盐，搏动就会失常，宜多食酸味以固表，多食咸味以补心。由于夏天炎热，人们喜食生冷、寒凉之物，如太过则伤脾胃。因此，切忌过食生冷、冰镇食品。可以顺应时令多吃一些解渴消暑的食物，比如西瓜、绿豆汤、乌梅小豆汤等。但是不宜多食冰镇食品。夏季气候炎热，人的消化功能较弱，饮食宜清淡，不宜肥甘厚味，少食油腻、煎炸动火之物，饮食宜选择甘凉、利湿、清暑之品。

秋季气候干燥，“养收之道，逆之则伤肺”，容易伤津液，饮食以滋阳润肺为佳。元代专门讲饮食和营养的名著《饮膳正要》说“秋气燥，宜食麻以润其燥，禁寒饮”，秋季饮食以滋阴润燥为主，饮食宜选择润燥生津、润肺止咳润肠通便之品，如芝麻、百合、蜂蜜、雪梨、枇杷等，以益胃生津。另外，酸味收敛补肺，辛味发散泻肺，秋天宜收不宜散，所以要尽可能少食葱、姜等辛味之品，多食一点酸味果蔬。

冬季寒冷，以收藏为好，“养藏之道，逆之则伤肾”。冬季是进补的大好时机，冬季进补在我国已是传统习惯。比较适合吃一些滋阴补阳、热量较高、补肾的食物，如羊肉、狗肉、鸡肉、鸽肉、虾、鹌鹑等，以增强肾脏的藏精作用，使肾气、肾精旺盛，体力增强，提高正气的抵抗能力。冬季阳气潜藏，腠理闭塞，出汗较少，可以适当减少食盐的摄入量。冬三月重在养“藏”，此时是进补的最好时机。

金元四大家之一刘完素注重“食养”，提出在不同季节损益五味，即春木旺，以膏香助脾；夏火旺，以膏腥助肺；金用事，膳膏燥以助肝；水用事，膳膏膻以助心。这是根据五行相克之理，不使主时的脏气偏胜而害于他脏，即“因其不胜而助之”，以“和平”为期。

不同的地域环境拥有不同的地质、物候、气候等特点，人们的生活方式、饮食习惯、居住条件等也表现出一定的地域特色，从而制约了该地域人群的行为方式、心理习惯、形体特征、生理机能的形成和发展。人类具有适应环境的能动性，居住于某一地域中就会形成与其生存方式相协调的自我调节机制和适应方式。

《黄帝内经·异法方宜论》说，居住在东方海滨之地的人喜欢吃鱼类和咸味的食物；西方之人依山而住，多风，气候干燥，人们爱吃美味酥酪骨肉之类；北方天寒地冻，人们的日常饮食则以乳类食品居多；南方之地阳气很盛，人们爱吃酸类食物和腐熟类食物，比如豆豉等；居住在中央之地的人，由于此地物产丰富，所以人们吃得比较杂。

当然，长期偏食某类食物，是会导致疾病发生的。例如，东方之人由于过食鱼类，热积于中，嗜咸，咸能胜血，又有耗伤血液之弊，所以容易患痈疡之类的疾病，对于这类疾病多采用砭石疗法。砭石是世界上最早的治疗方法之一，可用于放血、去腐、破痈、敲击、按摩等。《黄帝内经》记载砭石疗法是从东方传来的。

◎虚人以食来养

人们会出现的四虚包括气虚、血虚、阴虚、阳虚。怎么判断自己偏于四虚中的哪种呢？简单来说，气虚无力，血虚则燥，阴虚则热，阳虚则冷。具体地说，气虚之人会出现身体虚弱、疲乏无力、面色苍白、胸闷气短、四肢乏力、腰膝酸软、头晕目眩、动则汗出、语声低微等症状。血虚之人则表现为面色萎黄或苍白、头晕目眩、肢体麻木、筋脉拘挛、心悸怔忡、失眠多梦、皮肤干燥、头发枯焦、唇色爪甲淡白无华等。阴虚之人会出现五心烦热或午后潮热、盗汗、颧红、消瘦、口干咽燥、面色无华等。阳虚之人则有畏寒肢冷、面色苔白、大便溏薄、小便清长等表象。

根据不同的虚证，有相对应的补益方法：补气、补血、补阴、补阳。“四补”各自都有常用的药物，补气药有黄芪、人参，补血药有当归、何首乌，补阴药有黄精、枸杞，补阳药有鹿茸、菟丝子。

人参

人参又名土精、神草、人衔。古人认为它“形态似人，功参天地”，《神农本草经》将其列为上品，认为可以“补五脏，安精神，止惊悸，除邪气，明目，开心益智，久服轻身延年”，是大补元气之品。

人参补气，着重于补肺、脾之气。肺气不足导致的呼吸短促、行动乏力、气喘自汗，脾气不足导致的倦怠乏力、食欲缺乏、上腹胀满、呕吐泄泻，气血两虚引起的心神不安、惊悸健忘、失眠多梦，都可以服食人参。年老体弱者常服有强身健体的功效。

人参有益气固脱的作用，大出血、大吐泻及一切元气亏虚至极而引起的体虚欲脱的征候，可以用一味人参煎汤（名为独参汤）益气固脱，有救急的作用。

人参配合麦冬、五味子等养阴药，有益气养阴、生津复脉的作用。心脏病患者，辨证属于气阴两虚，表现为心悸气短、自汗出、胸闷头晕，舌红少苔，脉细少力的，用这个方子加减治疗有非常好的疗效。除此之外，夏天还可将方中的人参换为太子参泡水代茶饮，有益气生津、止渴消暑的功效。

人参虽好，却也不是人人皆宜，不能以为是“神药”就滥用，否则非但不能治病，还会使疾病加重或引起疾病。感冒的人服食人参有“闭门留寇”的过患，形体俱实的人服用人参转增昏瞀，阴虚火旺的人单服人参会使阳气越加亢盛而阴气越虚，所以都是不合时宜的。

黄芪

《新唐书·许胤宗传》记载了这样一个故事。许胤宗刚任新蔡王处参军的时候，王太后患了卒中（相当于我们现在所说的中风），口闭着不能开，脉也沉得摸不到。许胤宗知道是因为阳气极虚的缘故，而且口也进不了汤药，就用黄芪、防风煎了十几斛热汤放在床下面，熏口鼻皮肤，满室的药味弥漫了一昼夜。王太后竟然渐渐苏醒能说话了，后来治愈。黄芪补气功用之大，可见一斑。黄芪功专补气，为“补药之长”。后世治疗中风著名的补阳还五汤也是重用黄芪一味药，不过还要加以活血化瘀通络之品。

黄芪与人参的不同之处，在于黄芪补气而偏于走表，所以特别适用于气虚自汗、怕冷恶风、容易感冒等表气虚的人。例如，用黄芪为主药的玉屏风散，能够益气固表、预防感冒。因为黄芪有补气走表之功，补气即可生肌，所以可以用于外科疮疡新肉不生、久不愈合者。

当归

当归为补血必用之药，为养血之要品。当归名字由来，众说不一。古人娶妻为生儿育女，当归调血是治疗女性疾病的要药，有想念丈夫之意，因此有当归之名，恰与唐诗“胡麻好种无人种，正是归时又不归”的意思相同。明代李时珍的《本草纲目》就是这种说法：“当归调血，为女人要药，有思夫之意，故有当归之名。”宋代陈承的《本草别说》则是另一种说法，当归就是“使气血各有所归”，这是从药效上说的，也有道理。

通过长期的临床观察，中医早已明确其补血活血、调经止痛、润肠通便等主要功能。当归治疗妊娠妇女产后恶血上冲，疗效显著；若发生气血逆乱，服用之后即可降逆定乱，使气血各有所归。由当归构成的“四物汤”——当归10克、川芎8克、白芍12克、熟地12克，是妇女补血调血的第一圣方。

当归味甜、微苦、略有麻舌感，以主根粗长、支根少、油润、断面黄白色、香气浓郁者为好。

如果分开来说，当归头可以止血而上行，当归身养血而中守，当归梢破血而下流，全当归活血而不走。

何首乌

唐代李翱的《何首乌传》里写了这样一件事。何首乌的祖父名字叫能嗣，父亲叫延秀。他的祖父能嗣原名叫田儿，生来体弱多病，到58岁尚未婚配，平日喜好道术。一日随师入山采药，见藤二株苗蔓相交，久而方解，解了又交，遂掘得其根，研之为末用酒送服（初服一钱，渐加至二钱）。服后身体强壮，精力充沛，吃了一年久病皆愈，白发转黑，面容变少，渐思人道，娶妻生子数个。他的儿子延秀、孙子首乌都相继服用何首乌，逾百岁而须发仍然乌黑。乡人李安期与何首乌交善，得到这个秘方遵照服用，也得以长寿。李安期的儿子李翱，为之著书并且流传了下来。

《本草纲目》记载，何首乌苦坚肾，温补肝，甘益血，涩收敛精气，养血益肝，固精益肾，健筋骨，乌髭发，令人有子，为滋补的良药。

在四川有一个长寿县，那里的人以长寿著称。外客问起原因，乡人念起顺口溜回答说："山清水秀空气好，从小爬坡爱勤劳。粗茶淡饭清泉水，精神爽奕能睡觉。烟酒不沾尝首乌，保你长寿人不老。"

这么看来，何首乌补益肝肾、填精强筋健骨、益寿延年的功效可见一斑。后世有七宝美髯丹，取赤白何首乌为主药，辅以补益肝肾之品，认为服食之后有乌须发、壮筋骨、固精气、续嗣延年的作用。何首乌一药，不寒不燥，不腻不滞，是养生的佳品。

值得一提的是，古人服食首乌的方法，多是单味，或和黑豆共蒸，或添加补益肝肾之品，炼为小丸，空腹用酒送下。

黄精

关于黄精有很多神奇的传说。相传唐朝时，新罗国王族子弟金乔觉来我国九华山修行。金乔觉不食人间烟火，专以野果、野菜维持生命。他食遍了九华山上的各种野果、野菜。有一天，他挖得一棵绿油油的、鲜嫩的肥叶之草的根茎，洗后食之，觉得甘甜可口，解渴解饥。之后，他多次食用这种草根，不但感觉舒适，而且渐渐身体强壮，精神振奋，皮肤光滑，面色红润，须发黑亮。从此，金乔觉就以此为食，结果活了99岁。金乔觉所食的这种草根乃中药黄精。

还有一位在九华山结庐隐居的无瑕禅师，长期隐居深山，缺粮少食，却活到126岁。原来，他就靠吃黄精、野果、丹参之类而得以生存。传言，后来无瑕禅师可以连续几天不进食，只吃黄精，并且每隔20天放一次血。他先后花费38年时间用血写成了81本《大方广佛华严经》，如今这部血经还陈列在九华山寺内。

在古今诗词中，对黄精益寿之功颇多赞誉，如唐代诗人杜甫曾有“扫除白发黄精在，君看他年冰雪客”的名句。

黄精为百合科植物黄精的根茎，味甘，性平，归肺、脾、肾经。黄精具有补气养阴，补脾润肺，补肾益精，强筋骨，乌须发，抗衰老等作用。用于治疗脾胃虚弱、体倦乏力、口干食少、肺虚燥咳、精血不足、内热消渴等症。李时珍说黄精“补诸虚，填精髓，驻颜，久服轻身延年”。黄精对于糖尿病很有疗效。

枸杞

唐代诗人刘禹锡有一首赞美枸杞的诗说道：“僧房药树依寒井，井有清泉药有灵。翠黛叶生笼石甃，殷红子熟照铜瓶。枝繁本是仙人杖，根老能成瑞犬形。上品功能甘露味，还知一勺可延年。”

说起枸杞，大家熟知的就是枸杞子，其实枸杞全身都是宝。

《神农本草经》将其列为上品。枸杞的苗叶叫天精草，春季长苗，叶似石榴叶而更加薄软，又称作甜菜。枸杞的果叫仙地果，因为色泽红润可爱，又有红玛瑙的美称。枸杞的根叫地骨皮。这三个部分都可以作为药用。

李时珍认为枸杞的苗吸收天之精气，象征天的精华，气味苦甘而凉，可以用来清上焦心肺之热；枸杞根（地骨皮）吸收地的精气，象征地的筋骨，气味甘淡而寒，可以清下焦肝肾的虚热；枸杞子则甘平而润，能够补肾润肺，生津益气。食用的时候，枸杞叶可以代茶饮，也可以做菜炒食；地骨皮多是入药；枸杞子服用的方法就更多了，可以生吃、泡酒、做粥、炖菜等。

《神农本草经》记载说长期服用枸杞子可以使筋骨强硬，身体轻健，延缓衰老，更能耐受寒热。《本草备要》说枸杞子可以"生精助阳，去风明目"，对于肝肾阴虚、腰膝酸痛、头昏、目眩多泪、虚劳咳嗽、遗精等均有一定治疗作用，而且也是阴虚者服食的佳品。

对于劳伤肝肾的患者，可以用生枸杞子5升捣碎，盛在绢袋中，浸泡在2升好酒中，密封不要透气，14天后随量饮用，以不醉为宜。枸杞酒可以补虚除劳热，治疗肝虚多泪，使人身体强健，肤色荣润光滑，白发变黑，并能防止衰老。

鹿茸

一提起补阳药，人们往往第一个想到的就是鹿茸。的确，鹿茸在补阳药中力道最足、补劲最大、起效也最快。

鹿茸就是雄鹿的嫩角，嫩角还没有长成硬骨时带茸毛，含血液，是一种贵重的中药，用作滋补强壮剂，对虚弱、神经衰弱等有疗效。鹿茸味甘咸、性温，具有补精髓、助肾阳、益精血、强筋健骨的作用，可以治疗肾虚、头晕、耳聋、目暗、阳痿、遗精、腰膝痿弱、虚寒带下等症；对全身虚弱、久病虚损的患者，有较好的治疗和保健作用；是全身强壮药，有助于提高机体细胞免疫和体液免疫功能。它能增强机体对外界的防御能力，调节体内的免疫平衡而避免疾病发生和促进创伤愈合、病体康复，从而起到强壮身体、抵抗衰老的作用。所以一般体质比较弱，特别是阳虚体质比较明显的人，可以适当吃一点。

服用鹿茸一定要从少量开始，缓缓增加，最大量不能超过0.5克，以免阳升风动，或伤阴动血。

鹿茸不能随便乱吃，也不是什么人都能吃，阴虚阳盛体质的人就不能吃。

菟丝子

菟丝子性味辛、甘、平，是一味重要的补阳药。《神农本草经》载此药可以接筋续伤，补益虚损，增加气力而使人强健，汁还可以去除面皯。它有补阳益阴、固精缩尿、明目止泻的作用，所以常用于肾虚所导致的腰膝酸痛、阳痿、滑精、小便频数、白带过多、习惯性流产等症，还可以用于目暗不明，并且可以使皮肤润泽，有美容的作用。

《抱朴子》上记载菟丝子单用的服食方法：菟丝子服食用酒为好。取菟丝子一斗，用酒一斗浸，晒干再浸，又晒，直到把酒用完，然后捣碎为末，每次用酒送服6克，每天两次。可以治腰膝祛风，兼能明目，久服令人光泽，老变为少。

《医学衷中参西录》有寿胎丸一方：菟丝子120克，桑寄生60克，川续断60克，真阿胶60克。将前三味研细，水化阿胶和为丸，每次服6克，每日服两次。可以补肾，安胎。用于肾虚滑胎，及妊娠下血，胎动不安，胎萎不长者。

菟丝子苗的汁涂在脸上可以治疗面鼾，还可以治疗粉刺和痤疮。

不过，菟丝子毕竟是一味补阳的药物，阴虚火旺或者有内火的人是不适宜服用的。